林 乾 良 医 学 丛 书

中国古今名医处方真迹评析

林乾良　著

中国中医药出版社
·北京·

图书在版编目（CIP）数据

中国古今名医处方真迹评析/林乾良著. —北京：中国中医药出版社，2012.1
（2012.5 重印）
（林乾良医学丛书）
ISBN 978-7-5132-0596-2

Ⅰ.①中… Ⅱ.①林… Ⅲ.①验方-汇编 Ⅳ.①R289.5

中国版本图书馆 CIP 数据核字（2011）第 198219 号

中 国 中 医 药 出 版 社 出 版
北京市朝阳区北三环东路 28 号易亨大厦 16 层
邮政编码 100013
传真 010 64405750
三河双峰印刷有限公司印刷
各地新华书店经销
*
开本 710×1000 1/16 印张 8.75 字数 149 千字
2012 年 1 月第 1 版 2012 年 5 月第 2 次印刷
书 号 ISBN 978-7-5132-0596-2
*
定价 32.00 元
网址 www.cptcm.com

序

24 年前，我有幸成为林乾良教授的研究生不久，浙江中医学院首届"十佳授课教师"评选结果在教师节这一天揭晓了。林老师被同学们评为"十佳"之一，与其他"十佳"教师一起接受来自同学们的掌声和鲜花。事后林老师说，他获得的荣誉很多，唯独这一次最让他感到自豪。这种感受，直至我自己成为一名教师后，才得以充分理解。

50 多年的岁月洗礼，可以使人两鬓染霜，也可以使一份执著更为坚毅。

1932 年 10 月，林老师出生于福州市一户贫寒家庭。他的幼年岁月是在兵荒马乱、颠沛流离中度过的。父亲被炸弹夺走了生命，姐姐又死于伤寒，母子俩相依为命。他靠着母亲坚强的双肩，以优异的成绩完成了小学、中学学业，同时铸就了勤奋好学、吃苦耐劳的品格。

1950 年，林老师成为新中国第一批入学的大学生，跨入浙江大学医学院的大门。五年的医学院外科本科学习，是紧张繁忙的，也是快乐的。1955 年，他以优异的成绩毕业，并留校任教。一年后，他赴上海参加卫生部主办的第一届"中医研究班"。如果说考取医学院是一次人生道路的重要选择，那么参加中医研究班更多的是承担起一种历史的责任。1959 年，他回到浙江医科大学，承担中医课程的教学任务。1960 年，我校正处于建校初期，林老师遂调入我校中药学教研室。正当林老师意气风发，投身于中医教育事业时，一场"动乱"开始改变着每个人的生活。十年"动乱"期间，我校办学条件遭受极大的破坏。即便如此，林老师总是利用能够利用的条件学习钻研。当历史翻开新的一页时，林老师心里清楚：只有跟时间赛跑，才有可能迎接那迟到的曙光。于是，午休时间，白开水加硬馒头，阅读、记录、思考、写作成为常态，竟一点不觉得疲倦、劳累……

1981年，林老师成为学校当时最年轻的副教授（当时全校副教授不到10人），1986年晋升为教授。他曾长期担任中药教研室主任，是中药学学科的带头人。凭借几十年的研究积累，林老师在本草学、药性理论、动物药、老年医学、食疗、医学史、中医文化等方面成果迭出，在学术界赢得广泛的声誉。他曾担任多个学术组织的领导职务，例如：浙江中医文化学学会会长、浙江医史学学会主任委员、浙江中西医结合研究会副会长、浙江科技史研究会副会长。1980年，林老师主持"浙江省动物药资源及利用研究"课题。课题组不畏艰险，足迹遍及穷乡僻壤、荒山险壑。1981年，该项目获得省优秀科技成果奖。

1957年以来，林老师共在国内外发表医学论文151篇，1964年以来，共出版专著34种。其1982年出版的《中药》一书，体例新颖，内容广博，不仅流行海内，还被美、日等外文医药书籍列为参考文献。1988年，他与人合著的《丹参》，综合了古今中外丹参研究的丰富资料，是国内继《人参》后中药研究的新成果。由他发起，后与尚志钧、郑金生两位教授合著的《历代中药文献精华》，首次全面系统地阐述了我国历代中药文献的内容及其发展情况，是对本草文献的一次大总结，如今已成为经典。

林老师研究养生与老年医学的成果，集中反映在1982年出版的《养生寿老集》中，该书是国内较早系统研究中医老年医学的专著，继承与发扬并举，对基础研究与临床实践均有实际指导价值。该书出版后即饮誉海内外，先后获得卫生部优秀图书奖、浙江省高校科研成果奖，1985年被日本自然社翻译出版，更名为《不老宝典》，深受推崇。在《养生寿老集》和《中药》两书中，较集中地体现了林老师的研究方法和基本的理论观点。

近年来，林老师身体力行，致力于向国外弘扬中医药学，多次应邀赴美国、日本、加拿大讲学。1983 年，他应日本东医学专科学校邀请，与何任院长作为我校首批赴日访问讲学的学者，在日本就"动物药"和"中国老年医学"做了专题演讲，受到热烈欢迎。1987 年夏，他应邀出席在上海召开的首届中医药国际学术会议，当选为学术委员，是会议中方主席之一。

对于教学，林老师曾在一篇文章中谈到："为了搞好教学工作，必须长时间地付出艰巨的劳动，认真备课，刻苦钻研……使自己的思想、学术能跟得上国内外的发展。"这是他的肺腑之言，是他对工作的自我要求。他曾将教学体会归纳为十个"结合"：即中西医相结合、专业与边缘学科相结合、理论与实践相结合、深入与浅出相结合、严肃与活泼相结合、重点与一般相结合、通论与己见相结合等。严谨的教学内容，经过他的精心组织，通过他抑扬顿挫的声音、生动活泼的语言，以及优雅的手势姿态，变得极富有吸引力。听过林老师课的人，无不折服于他的授课艺术。

紧张的工作之余，林老师还拥有一个丰富多彩的世界。对于文学、书法篆刻、茶道、考古、戏剧、收藏、鉴赏、作曲与声乐等，林老师均有着浓厚的兴趣，并各有建树。他多次热心为同学们举办书法篆刻等艺术讲座。在校内的联欢会上，林老师经常被大家请上台高歌一曲，激越的歌声博得一阵阵喝彩。即使是业余爱好，他也获得了令国内外学术界敬仰的成就。他是中国书法家协会会员、西泠印社社员，又是龙渊印社、美国金石社的名誉社长。

每当人们对林老师的学术成就表示钦佩之意时，林老师总是说，如果没有新中国、没有改革开放，就没有他的今天。他把自己比做一棵小草，并曾刻过好几方印文为"小草"的印章自勉。他认为小草不怕风吹雨打，顽强地、执著地依恋着大地，为大地增添一抹绿色。作为一名老教师，尽管已经退休了，林老师仍然心系学校的改革发展。作为 1985 年筹建中药系的元老，他曾多次表示：只要学校需要，国家需要，他愿竭尽一份微薄之力。这不，就在几天前，他还为同学做了一场学术报告，掌声依然是那样热烈……

对林老师锲而不舍的精神，亲友无不钦佩万分。他收集的半个世纪以来纪念亡母恩德之作品《春晖寸草集》，涵盖海内外人士达千五百家；而古今中外之名医处方真迹（限毛笔墨书），达万余纸。今年恰逢林老师80大寿并《林乾良医学丛书》由中国中医药出版社出版发行，敬撰此文为序，并申祝贺之忱。

李昌煜
于浙江中医药大学
2011 年 11 月

自　序

由于浙江中医药大学的郑重推荐，中国中医药出版社拟为我出版一套《林乾良医学丛书》。为此，我全面查阅了从1957年以来发表之论文与专著，提出了四个选题。不久，即收到该社周艳杰编辑的来信，提出再增加一个选题。兹将此信摘录于下：

"林老在我校50周年校庆前出版的《中国古今名医处方真迹集珍》一书，颇具艺术价值，弥足珍贵。然而，想必其功能是以欣赏、收藏为主。中医贵在传承，能否以此及当时展出的部分名医处方为基础，加以评析和发挥，重在提揭其学术特色之一斑，从而供后学研究和效仿？如此或可与林老的其他学术著作共成完璧。"

的确，《中国古今名医处方真迹集珍》出版以来，海内外一片赞扬。在考虑丛书选题时之所以未列入，主要有两个原因：一是2009年刚出版过；二是原书为全彩版，恐出版社负担过重。今得艳杰编辑赐函，启示我改变原来之"以欣赏、收藏为主"，"加以评析和发挥，重在提揭其学术特色之一斑，从而供后学研究和效仿"。反复思量，真是对极了。再经一轮磋商，并征求我校科研处李昌煜、王辉诸君的意见后，遂作了如下修订的决定。

原书与丛书本既出一脉，内容也基本相同。但同中有异，"和而不同"。原书之名改最后两字，遂成为《中国古今名医处方真迹评析》。艳杰编辑来信所提，改写过程中时刻在念。原书处方152纸，今再精选为81方。方虽减，而文字部分则增益甚多。

有关我集藏的古今名医处方情况，曾多次在《中国中医药报》《医古文杂志》《中医文化杂志》《浙江中医药大学学报》上连载过。因在京、杭、温等地曾多次展出，故电视与报纸亦多报导。今择美国《星岛日报》等三家文章附于书末，以见一斑。

林乾良

2011 年 11 月

《中国古今名医处方真迹集珍》

原　序

　　浙江地处我国东海之滨，山川秀丽，人文荟萃，为著名的文物之都。八千多年前的跨湖桥文化、七千多年前的河姆渡文化与六千多年前的良渚文化，均誉满全球。浙江的中医药也是源远流长，人才辈出。河姆渡遗址出土的文物中就有中药芡实，杭州近邑的桐庐桐君山就是以医学家桐君而得名，距今已有五千多年。至汉代有号称"丹经王"的上虞魏伯阳，晋有嵊州僧医于法开治难产，北周有德清姚僧垣医学世家，唐代有宁波陈藏器著《本草拾遗》，五代有萧山竹林寺女科，北宋有钱乙的《小儿药证直诀》，朱肱的《类证活人书》，陈无择的《三因极一病证方论》等。至南宋，义乌朱丹溪倡导滋阴学说，被誉为金元四大家之一。明清时期，浙江中医药更呈现出百舸争流的盛况。譬如绍兴有医经学派的张景岳、"绍派伤寒"的俞根初、何廉臣、曹炳章等。杭州有侣山堂、"钱塘三张"（张卿子、张志聪、张锡驹）名噪一时，赵学敏的《本草纲目拾遗》更是影响深远。此外，温病有海宁的王孟英与衢州的雷少逸，针灸则有衢州的杨继洲和绍兴的马蒔，等等。

　　中医处方是诊治疾病的真实记录，是总结、整理、研究中医学术思想与经验的宝贵资料。许多中医名家不仅医术精湛，而且在书画方面造诣也很深厚。因此，这些名家的处方又成了书法艺术的珍品。我校药学院林乾良教授于上世纪五十年代浙江医科大学临床医学专业毕业后，经过上海首届西医学习中医研究班系统学习，于1960年调入我校，主讲中药学课程。其授课生动，深受历届同学好评。同时，对医史、文献、养生、老年医学等都很有研究。尤其值得一提的是，他从1957年开始收集名医处方，锲而不舍，长达半个多世纪，共得全国各地古今名医的毛笔墨书处方万余纸，因此其寓所号称"万方楼"。自1993年以来，林教授的部分藏品在京、沪报刊连载多年，又曾在第六届西湖博览会及北京、温州等地展览过，驰名海内外。

《中国古今名医处方真迹集珍》从万方楼藏品中精选143家152方，共分26类。其中，"首届全国名医"54人，"首届国医大师"14人，浙江名医60家69方。加上北京名医中的施今墨、沈仲圭，上海的国家级名医金明渊及其祖父金百川，江苏的中医药名宿叶橘泉和香港的名医罗坤山，均系浙江籍。所以，本书所列138家中，浙人实际共有66家。

今年适逢我校建校50周年，林乾良教授《中国古今名医处方真迹集珍》的出版也为我校50周年校庆添光增彩。我相信，《中国古今名医处方真迹集珍》的出版，对于深入开展中医药学术研究，繁荣中医文化建设会有很好的推动作用。值此《中国古今名医处方真迹集珍》付梓之际，谨以为序。

浙江中医药大学校长

范永昇

二〇〇九年初秋

《中国古今名医处方真迹集珍》

绪　言

　　余原为西医外科医生，任职于浙江大学医学院附属二院。自1956年赴沪参加卫生部举办之首届上海西医脱产学习中医研究班，垂三寒暑，遂成为中国第一代之西学中者。此一人生转折，始有万方楼之斋称产生。因在学习中，颇得孟河丁氏世医谪裔丁济民老师之青睐。丁老系中国医史学会副会长，乃告以名医处方之可贵，并亲书一方以赠，嘱以后留心于此。自此，余收集古今名医处方成为癖好。五十余载光阴过去，积有数箱，约万余方，于是颜所居为万方楼，盖仿清朝著名之陈介祺万印楼。所收自明清之际至今，上下三百余年，均毛笔墨书者，硬笔一概不用。地域以江浙地区为主，遍至全国及海外。内容以中医为主，兼及蒙医、维医，并及昔年寺院仙佛笺方与前二十年流行之电脑名医经验方。

　　世间收藏，卧虎藏龙者不知凡几，难以序先后。唯余所藏中医方，则敢夸口为私家第一。因余初为中国医史学会理事，后又为中国药史学会之创会理事。十数年间，时时赴两会，每会必遍询诸公有无同好，意在彼此以重品交流，竟无一人。诚意重托彼等在各地收集，则时或有得。自2003年9月起，国家中医药管理局之《中国中医药报》曾辟《万方楼名医处方真迹》专栏连载。2004年第六届西湖博览会时，胡庆余堂中药博物馆举办"万方楼珍藏名医处方展"。此展后应温州市要求，又移展多时。浙江电视台"宝藏"节目，曾加详细报道。其他如《中医文化杂志》《收藏家》《书法赏评》等，均曾有所披露。

余所藏旧方，起于明清，而以民国时期杭州名医骆也梅（约1890 - 1954）之临诊方为最多，共千二百余纸。因此君又系书画界名流，极钟爱自家手迹，每诊必收回前方自留，为此可免其诊金。方展期间，观众对民国名医而能有千余临诊方留存至今均叹为奇迹。下文所述之中医处方四大看点，自以旧方为主。

今从万方楼所藏旧方观之，明清之际之中医处方，尚无预先印刷之笺纸，又少签名，而仅附一钤印。先印后方或先方印后，估计各从所好。清早、中期方与之相同。至清朝咸丰、同治左右，则用多枚印章预加钤印于方笺上（一侧或两侧并存），然后填写并列方药。至晚清民国之间，印刷之业逐渐普及，才有大量印刷方笺备用之事。不但中医师自印，并多由亲友、病家印赠。此种专用方笺因已有医师姓名，所以均无签章。方笺上或且印有医师之地址电话，或有其业师与门人之姓名，或有病家之验例与鸣谢。可见，兼有今日名片、广告之作用。各期中医之诊务繁忙者，往往仅书一方，既无签名，更无印章。这类处方，如无原藏者之介绍（笔注为主，也有由彼面告而由余录存），则成为无头公案。

余之藏方，大约分为两类：一为昔日旧方，多数系历年从各地市场收购，或其师友各家相赠者，如陈耀堂、徐春霖、董浩、尚志钧、张绍重、徐涌浩、胡龙才、季明昌、周明道、胡滨诸公，亦有以书法文物作交流者。另一类为求在世名医特为处方，随意拟方及录旧方两者并存。上述两类处方来源，五十余年中始终并存。大约前半以求名医写方为主，后半（即近26年）以收购旧方为主。世称时势造英雄，一点不假。江浙一带从明清以来为中国文化之重要地区。余从杭州往上海学中医，生产实习一年分别在南京、苏州与福州完成。因此，古今之医方即以上述三省一市为大宗。余在校之专业为中药学，曾参编与主编统编教材和教参；业余研究医史与老年医学，曾任医、药史一级学会理事，并参加卫生部协作组，经常赴各地开会，短则三五日，长则一两月。从省内说，曾任医史分会、科技史研究会、中医文化学会、古文字研究会、中西医结合研究会等正副会长，所主编之《浙江历代医林人物》与《浙江历代医药著作》至今被学界奉为经典。有此机缘，再加努力与人缘，才能圆此万方之梦也。

余以为，观方有四大看点：一为中医药，自属主体。方前多有脉案，详其四诊八纲，理法辨析。遣方用药，各有法度可循。二为书法。古今名医，多有较深之文学与书法功底。其中医者以书法名者，如吴秋堂、赵晴初、骆也梅、洪丕谟；而书画界之能医者，如张宗祥、马一浮、陆维钊、诸乐三。三为工商。方上遗留多方面之信息，如药店钤章、校对制度、缺药标志、印花税票、药物价格等。四为名人与文物。不但医者为名家，病者或亦名流。如赵晴初方之病者任阜长，为晚清著名金石书画家，列于"三任"中，与任渭长、任伯年齐名。又如何公旦方之病人，为浙江省长张济新。所以，虽笺笺一方，实为中医文化之一大载体，亦系珍贵之文物也。

为迎接国庆60周年及校庆50周年，浙江中医药大学出资精印此册，以飨各地中医同道。但寒斋所藏明清以来处方逾万，如何精选煞费苦心。尽旬日之功，共列26章，收古今中医处方真迹152张。但愿本书之出，能为宏扬祖国医学稍尽绵薄！

朴乾良
二〇〇九十月

目　录

平湖戈氏五代医方

　　浙江省平湖市为江南著名鱼米之乡，地灵人杰，名医辈出。戈氏世医自乾隆时戈朝荣崛起，于戊辰大疫时因活人无数而载入史册。相传至戈志良为第八代。余藏有第四至第八代共五代的戈氏医方，均仲栽、志良贤乔梓所赠。1981 年余创建浙江医史分会以后，与第七代戈仲栽交往渐深。其时，戈老已年逾古稀。每年开会之时，必先至寒舍盘桓半日，遍阅诸类收藏，笑称："偷得浮生半日闲。"以后，又嘱我将此句刻为印赠他。转瞬之间，已二十余年矣。

　　戈秋堂是戈氏儿科的第四代，约清朝咸丰、同治年间在世。图 1 是他为"姓屠，住虹霓堰"的小儿所处的方笺。方笺裁好后，先用印在右上方朱钤"姓"、"住"两字，在右中下方朱钤"月"、"日"两字。两字之间有空隙，以备临证时填入。在左下方朱钤有两印：上端是两行楷书"平湖戈氏秋堂幼科痧痘男妇方脉"，下端是篆书"当湖世医"。在新中国成立前戈氏世医的处方基本上是如此的。又从"痧痘"与"男妇"同列看来，戈氏世医应以儿科为主，兼及内妇科。戈秋堂的书法雅秀飘逸，可知在笔墨上曾下过一番苦功。

　　第五代处方（图 2）的左下角钤着"戈秋堂子菊庄诊，子似庄、恺君侍诊"印，左上角则是戈氏老宅的具体地址，而当中印刷的是"平湖医学会制笺"双钩隶书。此笺约制于清同光年间，为余所藏方中最早之印刷品。

　　第六代处方（图 3）所钤印为"戈氏似庄，门人嘉兴李省吾、金山周叔荃、次子仲栽侍诊"，仍住在老宅。第七代处方笺（图 4）为余

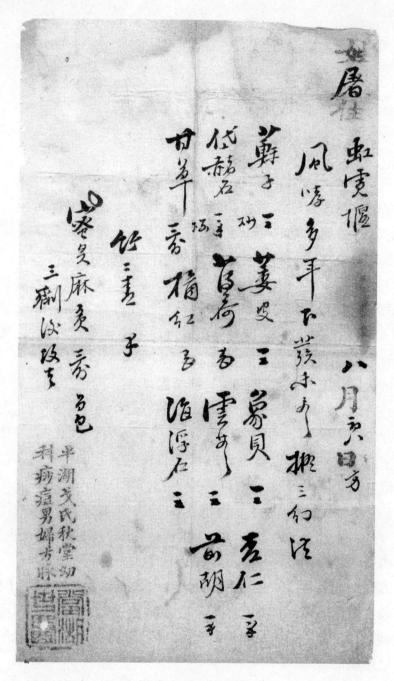

图1 戈秋堂处方

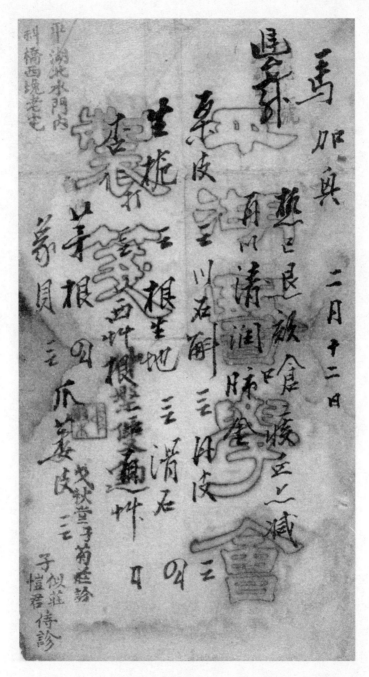

图2 戈菊庄处方

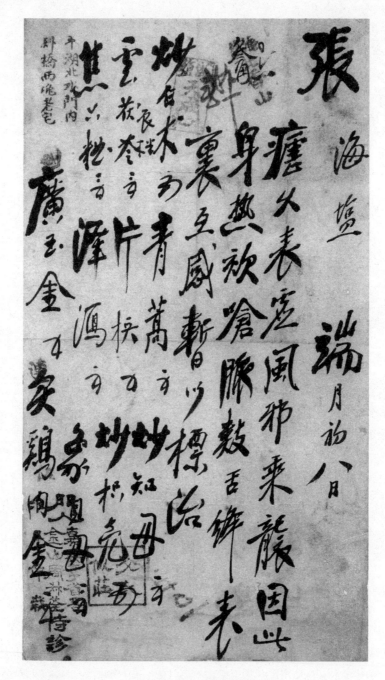

图3　戈似庄处方

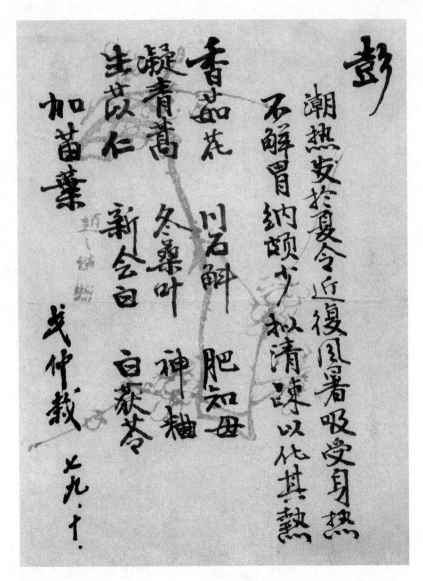

图4　戈仲裁处方

求戈老所写，有纪年。戈老哲嗣志良之方（图5），则属第八代矣。

综观平湖戈氏五代医方，见症多以身热、咳痰、哮喘为主。大约以小儿为稚阳之体，用药宜轻灵，多用知母、青蒿、石斛、象贝，而少用苦寒克伐之品，药量多在6克上下。

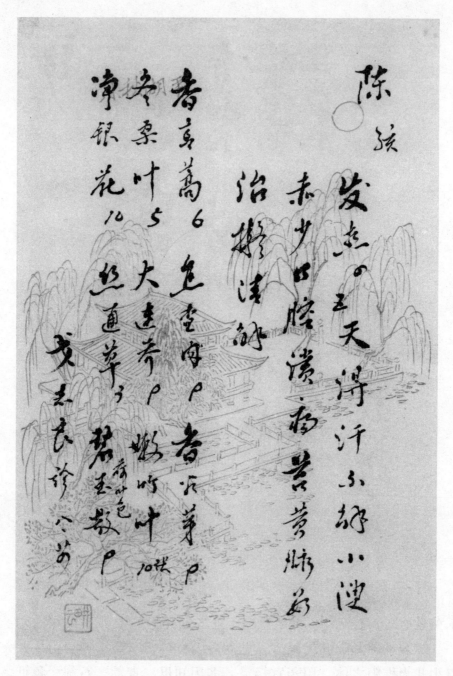

图5 戈志良处方

·6·

嘉善吴氏四代医方

　　浙江嘉善的名医吴树人，大约清朝咸丰、同治年间在世。吴树人之门生陈良夫，益广所学，取得了更大成就。从陈氏学者三十人中，以其侄陈可南、婿徐石年最为知名。徐氏又传其子春霖。吴、陈、徐三方均为春霖兄所赠。如今他已去世近二十年。追思往昔论医谈史之乐，不禁神往久之。

　　吴树人幼承家学，医名早著。当时，邑人有远赴青浦求诊于名医陈莲舫者，陈称"嘉善有吴树人，不必舍近而图远"，足见重视。吴方（图6）系红纸，而病家为"少奶奶"，大约昔年有甚讲究处，存疑。

　　陈良夫的处方（图7）大多于右下方钤两印。上印楷书"吴树人夫子传"，下印篆书"陈氏良夫"。陈良夫的医名远播，求学者甚众。浙江曾为他出专辑，后又由人民卫生出版社增订出版，其为世之所重者如此。因陈良夫早年刻意模仿老师之医道及其书法，师生之方看来竟令人扑朔莫辨。此方治蔡妇痰热内蒸，宣中有降，清中兼润，真大医风韵也。

　　徐石年为陈良夫的女婿，医学精深，亦得自亲授。徐氏所用处方为其门人许友梅特制。这种方法，于师生各得其宜，不失为良方（图8）。徐春霖为徐石丰之子，陈良夫之外孙，其医道可谓一脉相承（图9）。

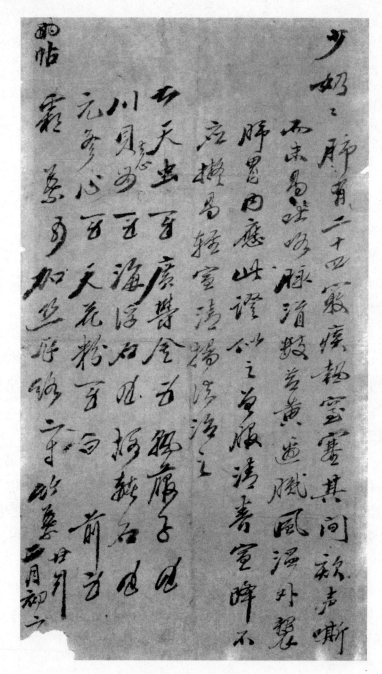

图6 吴树人处方

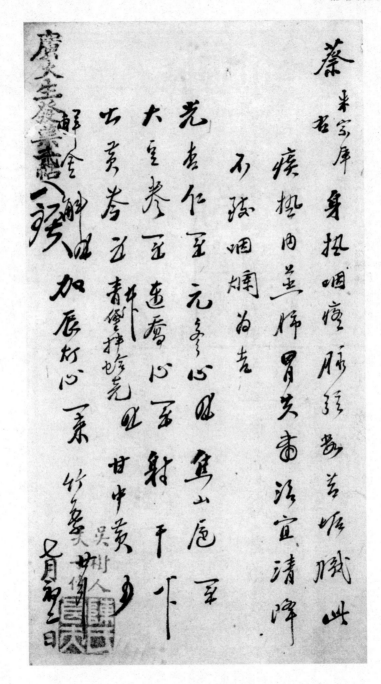

图7 陈良夫处方

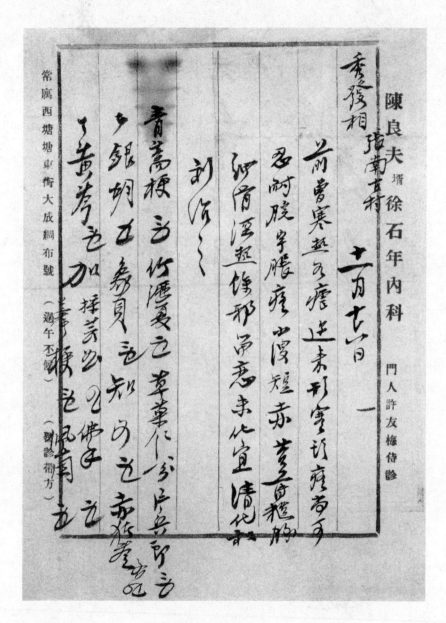

图8　徐石年处方

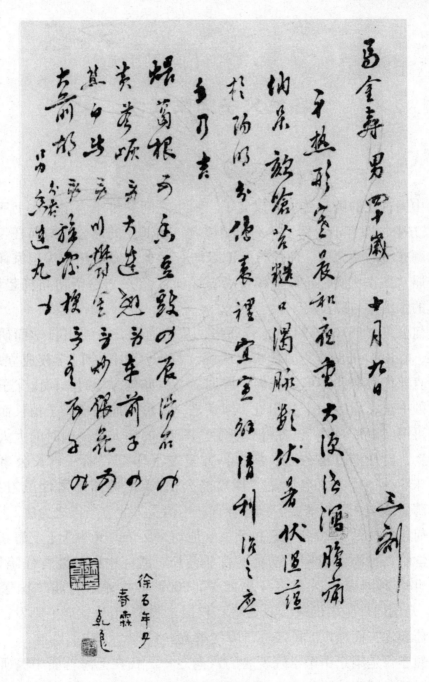

图9 徐春霖处方

各地父子师生医方

中国古代的医灯传焰，以父子、师生之间的传承为主。本书所选81 医方中，即有不少例子。父子相传者，如浙江的何公旦与何任、江苏的颜亦鲁与颜德馨。何任与颜德馨均有盛誉，2009 年同为国家评选为首届"国医大师"。师生相传者，如浙江绍兴之赵晴初与杨蛰庐，兰溪的张山雷与邱茂良。

何公旦（1876－1941），号颂华，从儒通医，虽纯出自学而研究精深，临诊多获良效，因此声名大噪。自浙江中医专门学校成立后，其一直兼任教职，不但以医名，诗词、书法亦延誉于时。何氏父子两方上的书法，眉宇间十分相近。细察之，父形方而肌厚，子稍长而骨劲，可谓"环肥燕瘦"，各得其妍了。图 10 的病人是民国时的大人物张济新，时任浙江省省长，所以，方笺左下印有"浙江省长公事用笺"朱字，而病人之名则是"庶翁老公祖"。此方所治之证虽习见，而选药之妙全在肺胃兼顾、宣降合宜，用治贵人之方当以之为法。

何任教授系 1920 年生，杭州人。他幼秉父传，又毕业于上海新中国医学院，是浙江省中医学会的首任会长、浙江中医学院首任院长，2004 年名列国家中医界泰斗第四位，2009 年被评为首届"国医大师"，乃国内外驰名的《金匮要略》权威。图 11 治痰饮遇冬则发，故以温药和之，而兼以二陈及苏子降气汤意。

颜亦鲁是南京中医学院著名的八老之一。我在上海首届中医研究班学习时，曾到该院临床实习，跟颜老抄过方，这张处方（图 12）即当时面求他老人家写的。颜老学问渊博，经方与时方合参，用来得心

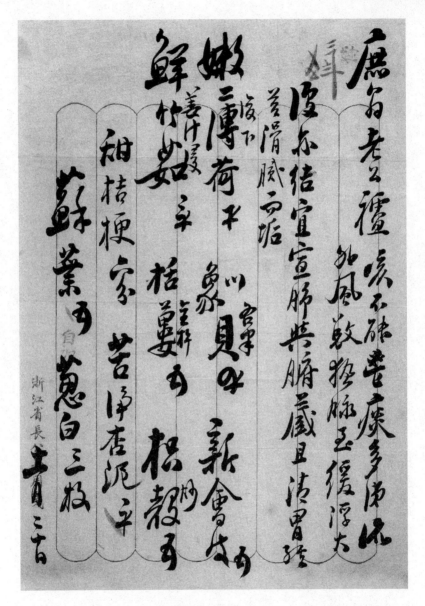

图10 何公旦处方

应手。此为治湿温食复、便结腹痛之证，用小承气合三仁汤主之。其子颜德馨在沪也曾识荆，以善治疑难杂症闻名。2004 年曾列为全国中医界领军人物的第三位，2009 年被评为"国医大师"。其处方遣药，

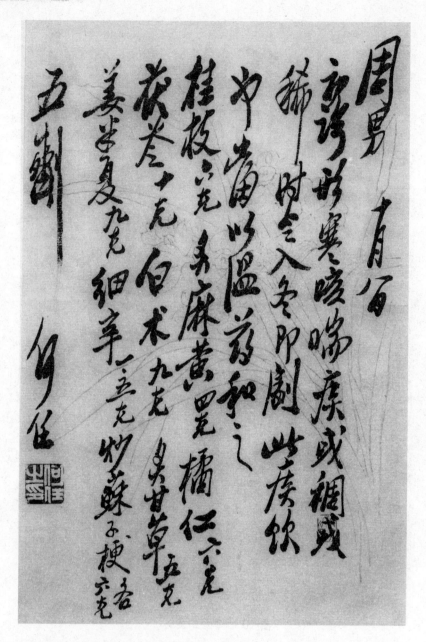

图 11　何任处方

以扶正祛邪为主，于此方可窥得一斑（图13）。

　　清朝江南名医赵晴初，生于道光三年（1823），卒于光绪二十一

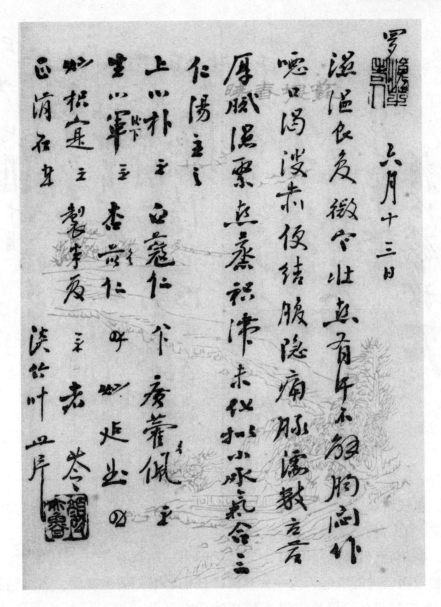

图12　颜亦鲁处方

年（1895），浙江会稽（今绍兴）人。赵氏原名彦晖，以字行，斋称存存斋。同光年间，赵氏之医名甚著。大江南北之名宦顾硕颜，每高价邀之出诊，多有记录。图14 即其为清朝著名金石书画家任阜长所

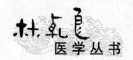

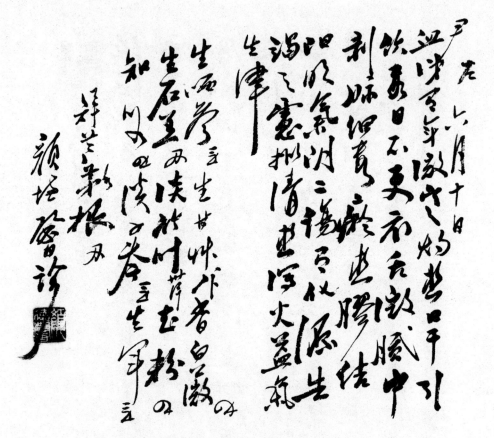

图 13　颜德馨处方

诊。赵氏诗文、书法皆精，从此方可见。虽无签章，然所用笺为其特制之"存存斋医案稿"。

　　杨蛰庐（1868－1938），与赵氏同里。初教读子于赵氏家塾，后弃教习医，遂能继起，为一代名医。杨氏之书，清秀瘦硬，点画精到。图15方左印有"男颂年门人蔡文治侍方"及"逢旧历一、六日颂年代诊"，可见当年父子、师生逐渐接班之办法。此方治阴虚盗汗、心悸不宁，用二至丸、磁朱丸、桑麻丸等古方参合，可谓妙手化裁矣。

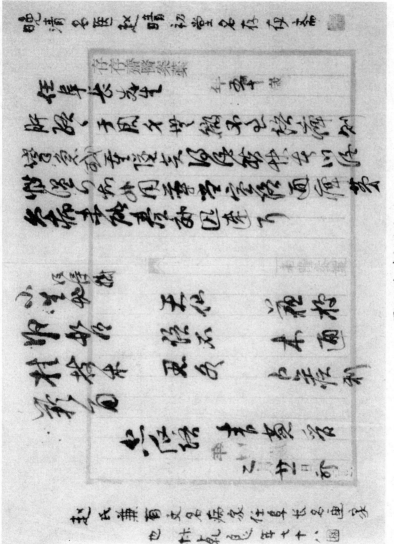

图14 赵晴初处方

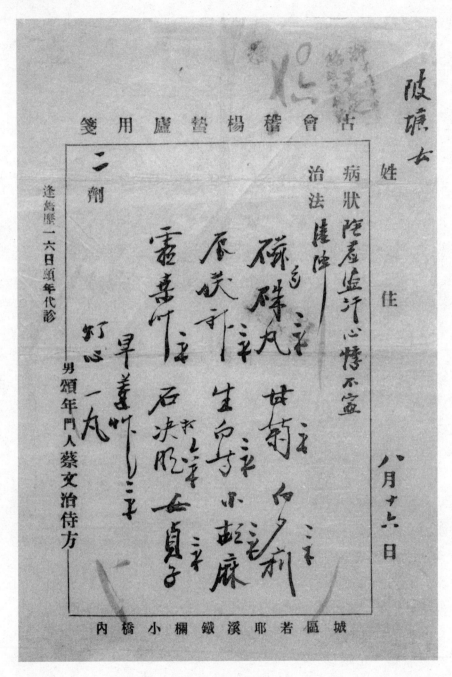

图15 杨蛰庐处方

明清闽名医选方

　　以上戈、吴、赵三家世医中，清朝同治、光绪年间的中医不少。比之更早者还有四家。到明代者，仅杭州名医倪汀兰一人。倪方（图16）虽然昔年曾经托裱过，但因年代久远而上下端残损。在下方钤有"倪汀兰诊"篆文专用印。此方系昔年医史前辈董浩所赠，置于线装书夹层中，以致久觅未获，直至今年才得。附有小条，云系明代杭州名医倪洙谟后人，用末时在世。寒斋藏方中，如钤印"仁湖儒医"等旧方有云为明物，但不敢断而未收。此方有方而无案，或为当时习俗。以方测症，当系治疗外邪袭肺以致咳喘痰滞、胸痞纳呆之方。

　　徐石年昔年所藏清初嘉善名医钱梅庵方笺（图17），后由其哲嗣春霖兄赠我。方系通用八行笺，左下钤"儒医泉（钱）梅庵崇治虚症"印。然此方所治则为暑湿，可了古医多一专多能也。病在中焦，故一派芳香宣化之药。

　　昆山嘉道年间名医潘道根之方笺（图18），系苏州市中医院胡龙才所赠。有关潘氏之研究，胡氏有专文发表于《医史杂志》。为谢其美意，曾刻名章为报。所用花边六行笺，当系其时流行之款式。外感之证，得汗而寒热不减，不得一味表散，施以栀豉汤合银柴胡、秦艽与银花、连翘，又以鲜石斛守其阴，真沉思之方也。

　　清代御医陈莲舫，青浦（今上海）人，于光绪年间曾五次应召入宫，为慈禧、光绪诊病。以故，其方（图19）之左下角篆文绿印为"戊戌征士"。当时，陈莲舫医名极盛，求治者踵相接。史载，其子山农世其业。笺上医家自钤之印，有绿有红，不知当时是何讲究，存疑。

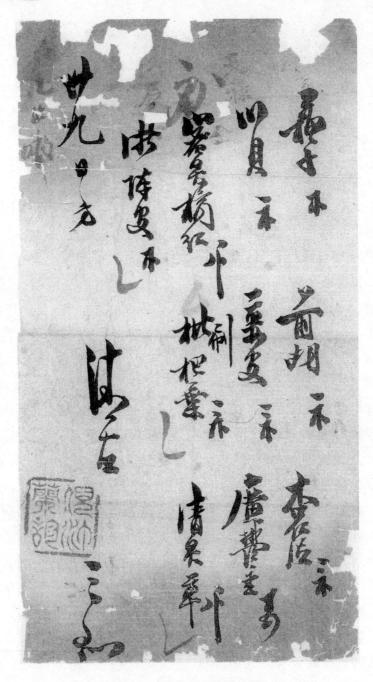

图 16 倪汀兰处方

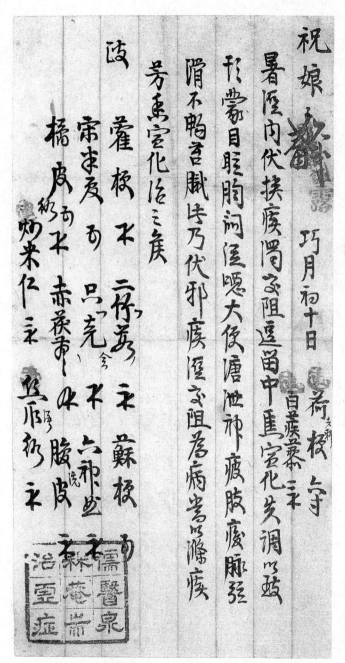

图 17　钱梅庵处方

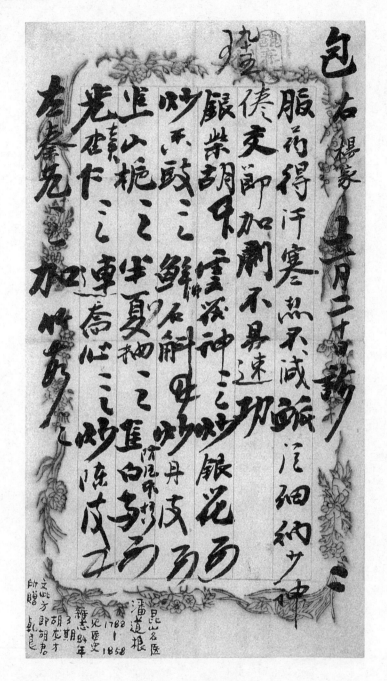

图18　潘道根处方

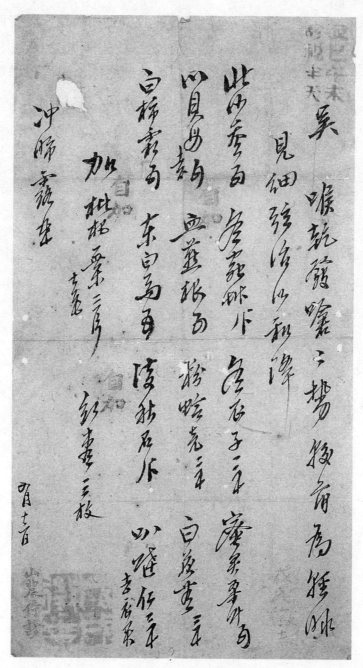

图 19　陈莲舫处方

此方治喉干咳呛发已多时，经治见效，故宜宣润兼用，肺肾两治。的是御医，冬虫夏草不嫌其贵；诸药炮制，如去藤、去衣，去心，炙，蜜炙，一一注明。陈氏喜用小狼毫之类尖硬之笔，颇得"书贵瘦硬方通神"之意。其又很在乎保养，从右上角钤"辰巳午未诊视半天"可见。

从古医方看中医的传承

前代医家遗留的医方真迹，是存世数量极少的医药文物，十分珍贵。在中医文化上，有着不可比拟的价值。笺笺一方，保存了当年有关中医、中药、工商、税收、纸张、印刷、书法、患者、医者等信息。现仅就有关中医药学传承方面略作分析。

戈秋堂（约清朝咸丰、同治间在世）手书墨迹医方，即平湖戈氏第四代的文物。图1是他为"姓屠，住虹霓堰"患者所处之方，前有简短之脉案（即今日病历之雏形），下钤两印，上一印长方形，楷书"平湖戈氏秋堂幼科痧痘男妇方脉"，说明是以儿科为主，兼治内科与妇科疾病。下一印正方形，篆书"当湖世医"，当湖即平湖的别名。

戈氏第五代为秋堂之子菊庄。图2乃他为"马，嘉兴"患者所处之方。至清末民初时，专用油印刷之方笺已逐渐盛行，此方之中即双钩"平湖医学会制笺"7字。左下有二印，均楷书。上一印为"戈秋堂子菊庄诊"，下一印为"子似庄、恺君侍诊"。一方之上，有三代世医的名字，其风范可见一斑。

据余估计，戈菊庄青年时亦必曾侍父诊病，不过当时尚未通行方上标明"侍诊"字样。很明显，在父笺上标以子嗣与学生的名字，对于下一代医家的推出是十分有利的，就像今日的广告、预告一样。因此，在后来的一段时间内十分盛行。在《中国古今名医处方真迹集珍》中，"侍诊"之字俯拾即是。例如：沪上名医恽铁樵的处方（图20）上，印有"受业王维翰、张心佛侍诊"；苏州名医沈寿石的处方上，印有"门人王莘洲侍诊"。最为珍奇的是，清代著名的御医青浦

（今上海）陈莲舫的处方（图19），其左下角钤着两印：右为正方形大印，篆书青泥"戊戌征士"，说的是他曾五次被慈禧太后及光绪帝征召至京为之治病；左为长方形小印，楷书朱泥"山农侍诊"。医史书上有记载，"其子山农世其业"。

戈氏第六代为菊庄之子似庄。图3为他对"张，海盐"患者所处之方。左下有二印，右一印正方形"戈氏似庄"，左一印共3行："门人嘉兴李省吾，金山周叔荃，次子仲栽侍诊"。以此可见，戈氏的名气很大，影响深远，不但多有外地的病人，而且更多外地来学医的学生。照理说"疏不间亲"，戈菊庄次子戈仲栽的名字似应列于李、周之前。然而，江湖上讲究的是"先入山门为大"，估计戈仲栽年纪较小，在他侍诊之前李、周两人早已开始跟师了。平湖戈氏最后两代的医方（即戈仲栽与戈志良处方），系我备好木刻水印的笺纸求他们录旧方，所以都没有与侍诊有关的信息。

以上所述"侍诊"的方法，是指上一代人在诊疗，而下一代人在旁侍奉、记录并学习着。碰到特殊的病例（包括症、脉、苔、效等），自必有以讲解；如有疑难之处，学生亦可以发问。所以，"侍"之一字大与传承有关，非同一般。如此父子、师生的传承，是古代医灯传焰的主要方法。

相反的，有些古医方上并非印着下一代人的侍诊，而是印着由上一代人某某所传。图7为陈良夫存世的处方，其左下钤着两主朱印。上印楷书"吴树人夫子传"，下印篆书"陈氏良夫"。陈良夫的女婿徐石年为其最出色的传人，徐氏又传其子春霖。图8为徐氏的专用方笺。右上朱印着大字"陈良夫婿徐石年内科"，右下则是小字"门人许友梅侍诊"。二者均在一张方笺上体现了三代医家的传承关系，堪称一绝。

在"侍诊"的基础上，又有进一步培养学生独立能力的"代诊"方案。当然，能够担任代诊的学生大多是经过相当长时间的培养后，已接近毕业（或称座业与满师）的人。有关这方面的情况，从杨蛰庐

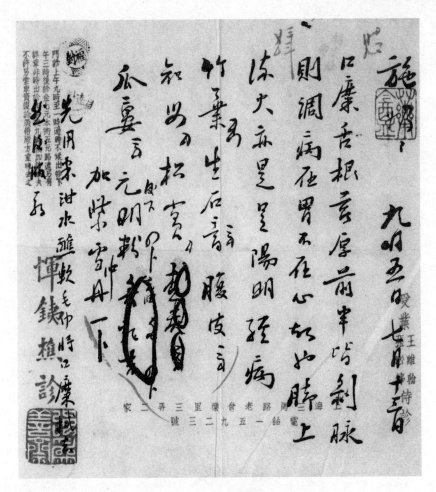

图 20　恽铁樵处方

的医方可见。图15之处方，在顶上朱印着"古会稽杨蛰庐用笺"。除其左下印着"男颂年、门人蔡文治侍方"外，其左上又加印"逢旧历一、六日颂年代诊"。如此情况不少。金百川的医方（图21），在方之右下朱印楷书两行："门诊上午十点钟起，下午二点钟止。逾时，子养田代诊。"在方之左下钤有白文印"金百川诊"。金百川为绍兴人，学成后到大上海发展而成名，曾任医学会会长。其子金养田承其业，其孙金明渊为首批国家级名医。

别以为老中医师徒传承出不了几个人。今以杭州名医陈绍裘为例，

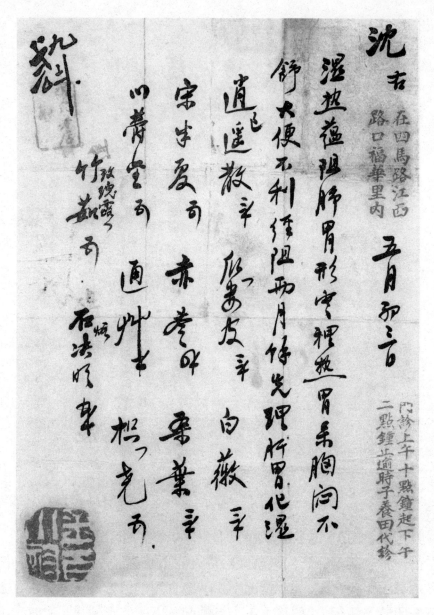

图 21　金百川处方

其处方（图 22）下即印着"卒业门人"24 人的姓名及籍贯，以及正在学习的"门人"4 人的姓名，共 28 人。我校已故教授罗鸣岐与蔡鑫培之名，即分列上述两项之中。

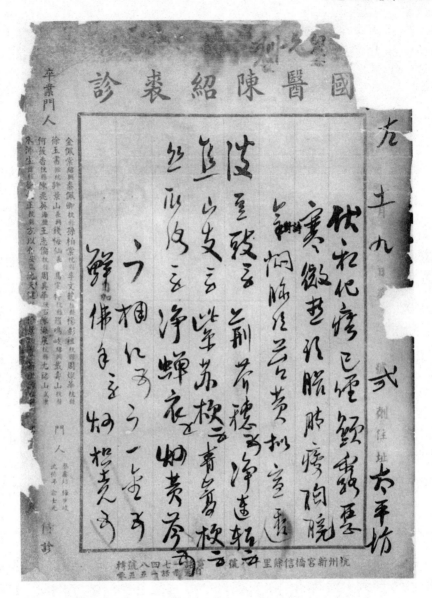

图22　陈绍裘处方

　　由此可见，从古医方真迹确可寻及百余年来中医传承的种种迹象。
文物的可贵之处即在于此，它的存在，传递着无可怀疑的信息。

三大中医教育家之处方

　　中华诸民族之所以能不断地繁衍昌盛，无疑，中医药学的伟大功绩是个重要的因素。而中医药学本身的传承与发展，古代以师徒授受为主，近现代则逐渐形成正规而严整的中医药教学体系。古代的中医传承虽说以师徒授受为主，但也不能说没有专职教育。据薛愚主编的《中国药学史料》载："清代的医药学教育分为两种：①内教习：教授内监的医药学生，以太医院中选择技术修养显著者，在东药房内教授内监医学生，由光禄寺负责供应伙食。②外教习：教授来自普通平民和医官子弟的习医药学生。"由清末至民国初年，中医教育事业风起云涌，这为中医的近代崛起奠定了人才的基石。

　　在《中华医史杂志》1980年第2期上，发表有拙作《我国近代早期的中医学校》。经考证，开始于清光绪十一年乙酉（公元1885年）的浙江瑞安利济医学堂，实为我国最早的近代中医教育事业。我曾高价征集该校师生的医方数十年，竟一无所获。

　　民国初期的中医学校，自以孟河名医丁甘仁于民国六年（公元1917年）创办的上海中医专门学校最有影响。该校培养出一大批当代名医。我在1956年到上海首届中医研究班学习时，主要领导与老师（如程门雪、黄文东、陈耀堂等）都是丁氏门下，丁济民则为其裔孙。杭州的浙江中医专门学校也是民国六年招生的，图10为该校老师何公旦之方。

　　早期中医教育中，由张山雷主持之两校均甚辉煌。张山雷，名寿颐，以字行。生于清同治十一年（1873），卒于1934年。江苏嘉定人。曾入泮为邑庠生，后以母疾，遂弃仕从医。初助其师创办黄墙中医学校，后应浙江兰溪中医专门学校之聘，自嘉定来浙主持诸事。由于已有黄墙办学之经验，又兼全权在握，遂尽心尽力，漏夜劬学，于教学上取得极大成就，声名远播。图23为张氏之女婿兼学生邵宝仁所赠，邵氏为余之浙江中医学院同事。张氏手泽屡经丧乱，遗世极罕。此方笺系张氏专用，左下朱印"嘉定张山雷启事笺"。张氏幼习颜体，故虽处方而书法仍一丝不苟，颜韵盎然。此方系治疟母痞闷，故一派活血化瘀药中辅以利气疏肝之品。虽知不易愈，仍全力以赴，自是大家风范。

另一位中医教育家为湖州之宋鞠舫（1892－1980）。宋氏从同邑名医傅稚云习医。师生均好诗文及书画，富藏书。宋氏热心中医事业，于1936年创办吴兴中医学校，学制两年。近二十年间，入门弟子六十余人。此外，宋氏又创办吴兴医师公会、《吴兴医药》、施诊所等。新中国成立后，其被聘至浙江中医研究所工作。写方（图24）之时，已年近九十了。我曾随宋老临证，甚佩服他医方妙用，变化万端。此方治肝硬化腹水大证而用散剂，既便民，又有效，值得取法。

上海旧属苏南，自以江苏名医为多。民国时中医教育名望崇隆者，除丁氏以外，还有恽铁樵。恽氏所办铁樵医药事务所系以函授为主，十来年中（民国十四至二十五年）培育中医六七百人，知名者如叶橘泉、徐荣斋、王渭川、徐湘亭、干祖望、章巨膺等。图20为治视如草芥火口糜方，用竹叶石膏汤化裁自是最当。方上有复诊改方。

恽氏为民国时名人，在文学上也有很大造诣。至于医学，则当时许多一流青年中医都拜列门墙，临诊为他抄方。此方为我院胡滨老师所赠，高谊特志于此。方右上有"药盦"印，其斋称也，所著即称《药盦医学丛书》。

本书所收81方中，称得上教育家者还有许多。清代之陈良夫与民国时之陈绍裘，各有弟子三十余人。至于近现代名医之曾任中医学院院长者，例如浙江之何任（处方见图11）、南京之周仲瑛（处方见图25）等，及曾任早期之中医学校校长者，例如江苏之叶橘泉（处方见图26）等，理所当然是中医教育家。

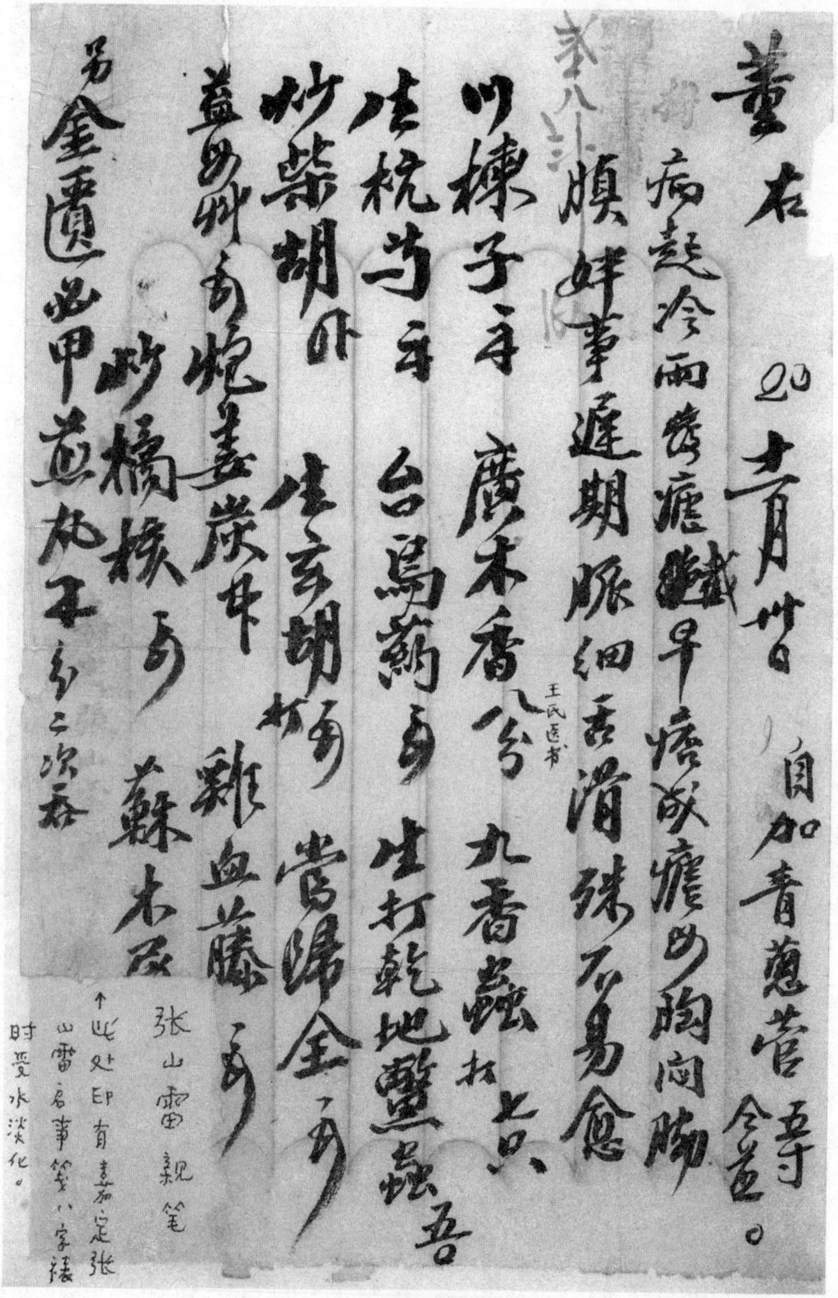

董右

十二月廿日

病起冷雨乍寒瘟疠贼……早瘟咳瘟的胸闷脘……脉细舌滑残不易食。

自加青葱菅头全金。

顺畔事迟期脉细舌滑残不易食

川楝子手 广木香八分 九香虫

佳杭芍年 台乌药手 生打乾地鳖虫吾

炒柴胡卟 生玉胡卟手 当归全手

益母卅卟 炮姜炭年 鸡血藤手

炒橘核手 苏木戚

另金匮必甲煎枳卟手二次吞

王氏医书

张山雷亲笔

个此处印有嘉定张山雷名事笺八字样

时受水淡化。

图23　张山雷处方

·32·

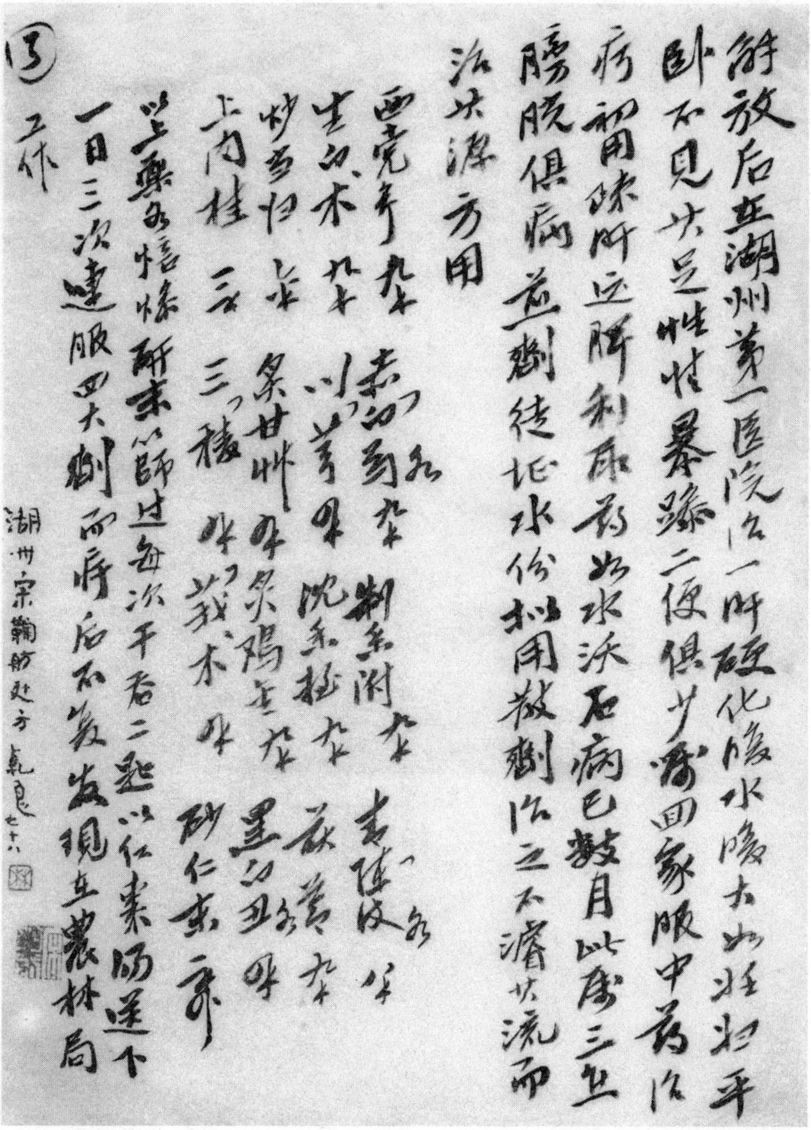

图24　宋鞠舫处方

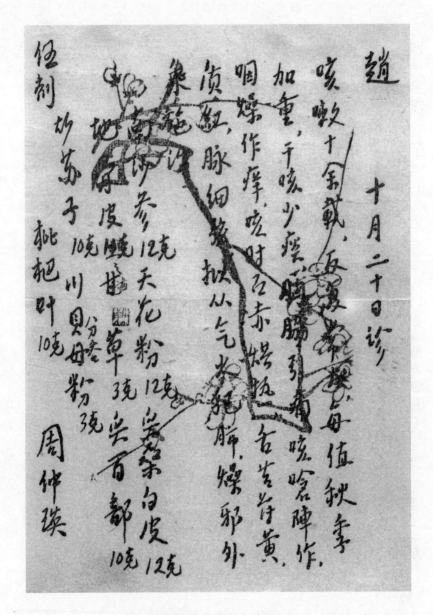

图 25　周仲瑛处方

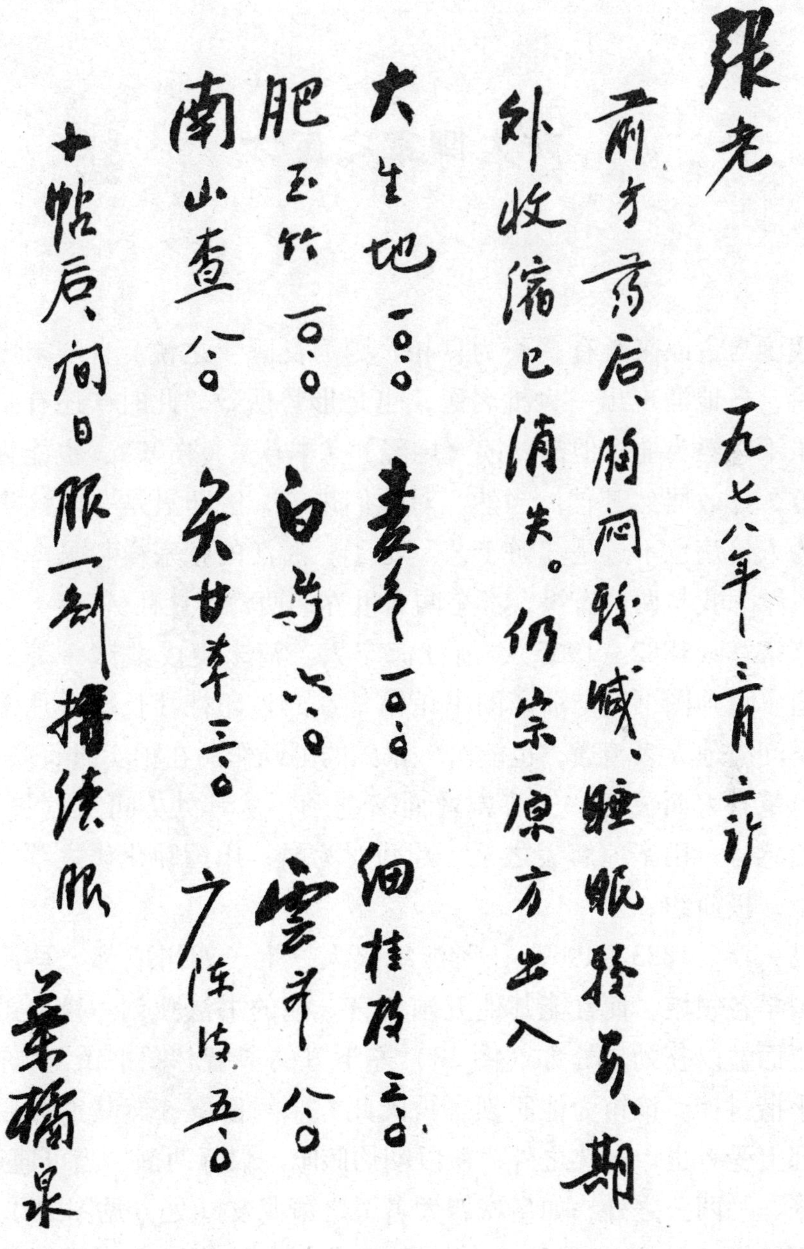

张老

前方药后、胸闷较减、睡眠较好、期
外收缩已消失。仍宗原方出入

无七八年二月二诊

大生地 一〇〇　麦冬 一〇〇　细桂枝 三〇

肥玉竹 一〇〇　白芍 六〇　云芩 合　广陈皮 五〇

南山查 合　炙甘草 三〇

十帖后 间日服一剂 接续服

叶橘泉

图26　叶橘泉处方

两大儒宗之医方

我国自古以来就有"不为良相，则为良医"之说。自清末废除科举以后，各地涌现出一大批名医，也是形势所致。此时，还有一些儒士，虽不以医为业，但却熟读《内经》《本草》《伤寒》，也能为人诊病开方，疗效居然甚佳。当然，对他们来说，医药只是一门该学的学问，为人诊病也不过是"游于艺"罢了。浙江的张宗祥与马一浮即其中之巨擘。我与两公有缘，都是闻名世界的西泠印社社员。

张宗祥（1882－1965），浙江海宁人。清末庚戌殿试一等，曾任瓯海道、京师图书馆与浙江图书馆馆长、西泠印社社长。举凡中国传统的学问，他大多精通，也能医。张氏的书画作品在拍卖时每获高价。其书行笔有力而灵活，气势飘逸而又苍劲，从其处方可见（图27）。该方治感冒，用辛凉解表之桑、菊药对为君，用泻肺化痰之葶、葳药对为臣，极简约。

马一浮（1883－1967），浙江绍兴人，生于四川成都。马氏不但精通国学各领域，而且能其他五国语言。他的书法独创一体，虽植根于晋唐而益以苍劲。处方（图28）左下方的"智林图书馆"，亦由他所书小楷付梓。该馆为他所创。马氏此方未写医案，然其遣方用药亦治风邪上受者也。寒热之外，兼以咽灼咳呛。仅标两剂，当可遁瘥。

张、马两公之外，如皇城四大名医之萧龙友（处方见图29）与上海之恽铁樵（处方见图20）等，于诗文、史学等国学诸领域均多深研，并广有收藏，后多捐赠于国家。萧公所藏，去年曾在故宫博物院展出。曾来函邀，因故未赴为憾。

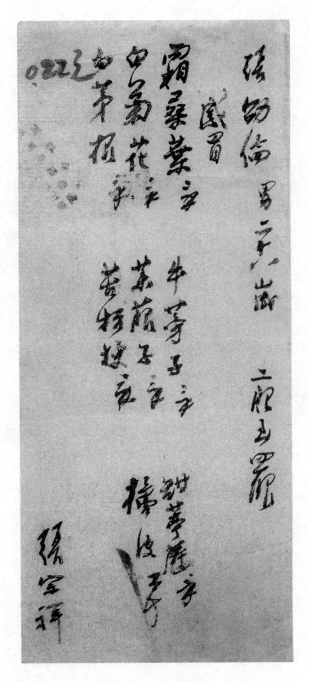

图27 张宗祥处方

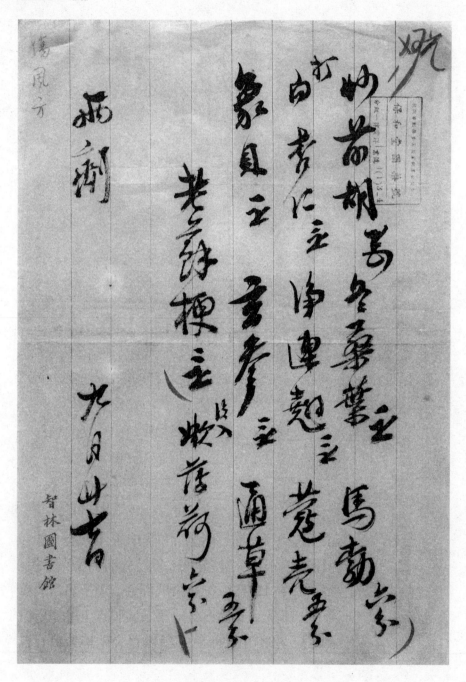

图28　马一浮处方

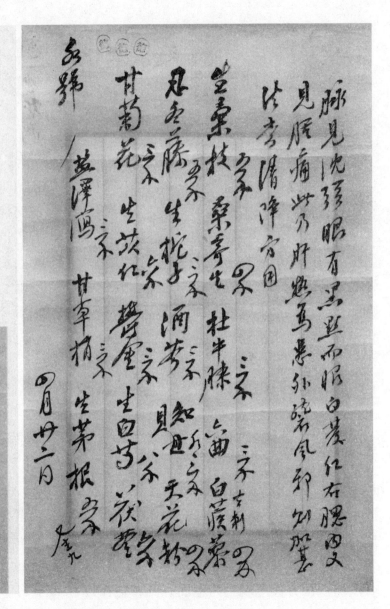

图29　萧龙友处方

皇城四大名医方

民国早期，北京有"皇城四大名医"。我搜寻了多年，仅得其三。说起这件事，就要感谢远在甘肃中医学院的老友张绍重。那时，他还在中医古籍出版社。我得到萧龙友的诗笺，想和他交换一张萧氏的方笺（图29）。正巧，他缺少老师的诗笺，所以大家各得其所。萧龙友（1870－1960），原名方骏，四川三台人，久居北京。清朝拔贡，历任知县及省财政、农经等参事。文名、医名素盛，民国初弃官业医，曾轰动一时。此方无签章，在赴京展览时送去托裱，不意八行笺之印刷化渗，以致品相稍差。方旁附有张老说明五行。关于此方还有个故事：当年，《中医年鉴》曾派林功铮到北京找萧氏处方，未有收获，还是到寒舍才得此方，收入《中医年鉴》。此方治肝热之证，故多清降之药。

施今墨（1881－1969），浙江萧山人。13 岁习医，后改习政法。年轻时参加同盟会，热心于辛亥革命。因愤革命成果为袁世凯篡夺，遂复归于医。由于政治上的因素，他对中医事业的贡献尤胜于萧龙友。此处方（图30）系他晚年所书。以药测证，当系治肝热便结眩冒，可能与高血压有关。其医道与书法均臻炉火纯青地步。

汪逢春，生卒待查。有关皇城四大名医的三张处方，均张绍重道长所赠。汪方甚至就是为他而开的，他在处方（图31）的左下角用恭楷书写了一说明，足见盛情高谊。汪氏用硬毫渴笔作书，另有一功。此方治饮食失调之泻利腹痛，以葛根汤去表散之麻黄、桂枝，加消食之山楂、神曲、麦芽，健脾之茯苓、薏米，自必一二剂即可见功矣。

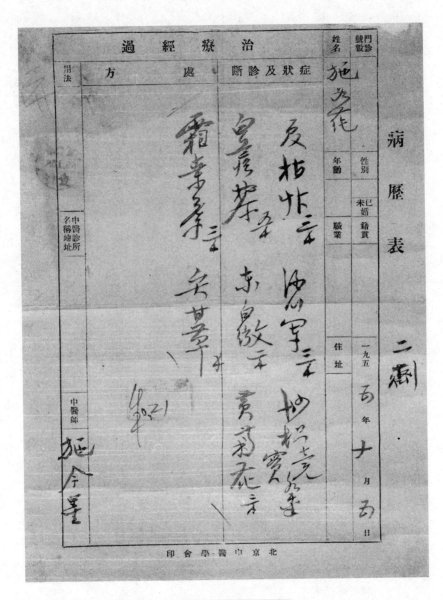

图30 施今墨处方

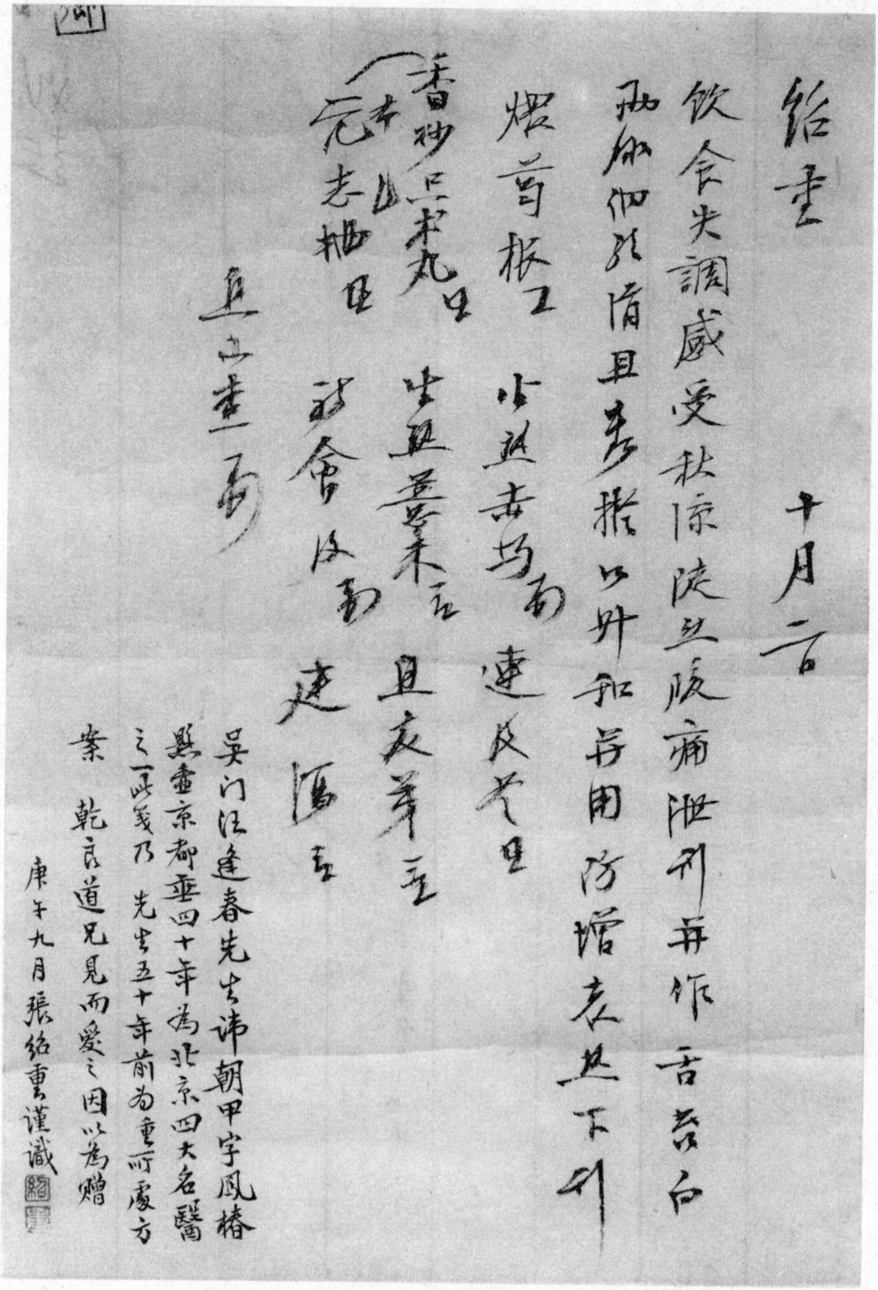
绍重 十月二日
饮食失调感受秋凉陡然腹痛泄利再作 舌苔白

吴门汪逢春先生讳朝甲字凤椿
悬壶京都垂四十年为北京四大名医
之一此笺乃 先生五十年前为重所处方
案 乾良道兄见而爱之因以为赠
庚午九月 张绍重谨识

图31 汪逢春处方

两大书画家之医方

古有"不为良相，则为良医"之称，为士子进身社会之正途。因此，许多中医对文史有很深的造诣，并游于艺而及于书法。同样，许多书画家亦精通文史以至中医学，也能处方。有关中医方之书法，后文另有专论，此处只介绍当代两大书画家为人诊疾所开之处方。

陆维钊与诸乐三的医方墨迹，的确是十分罕见的。两公与我有缘，都是西泠印社社员，陆公还是我的恩师。两公之书法，各臻当代之尖端。

陆维钊（1899～1980），浙江平湖人。陆师历任杭州大学、浙江大学等教职，于文史的研究早为世重。执教中国美院后，在全世界首开书法本科生与研究生的记录，闻名全世界。殊不知，他老人家还精研医理，能为人治病。他的亲笔处方，世间仅此一件（图32）。历来所出有关书画册，均从寒舍借去制版。当年陆师以之相赠，我以为他老人家必录存留府。后来才知，是仅此一纸。病人既老，且久疾体亏，此方以十全大补汤为基础，自是十分合理。

诸乐三（1902～1984），浙江安吉人。诸老在上海中医专门学校求学时，常至当代宗师吴昌硕处求教，后来才弃医从艺。所以，若论中医，他还是科班出身。诸老的诗书画印，均崇吴昌硕，以沉雄见长，从此方（图33）可见一斑。诸老百年庆典时，所印四册作品集中之中医方，系由寒斋所提供。诸老的老师是江阴名医曹颖甫，因拒绝日人委任伪职，威武不屈而被害。诸老承其学，亦以善用经方著名。此方即用桃仁承气汤化裁，治痰瘀肠痛。

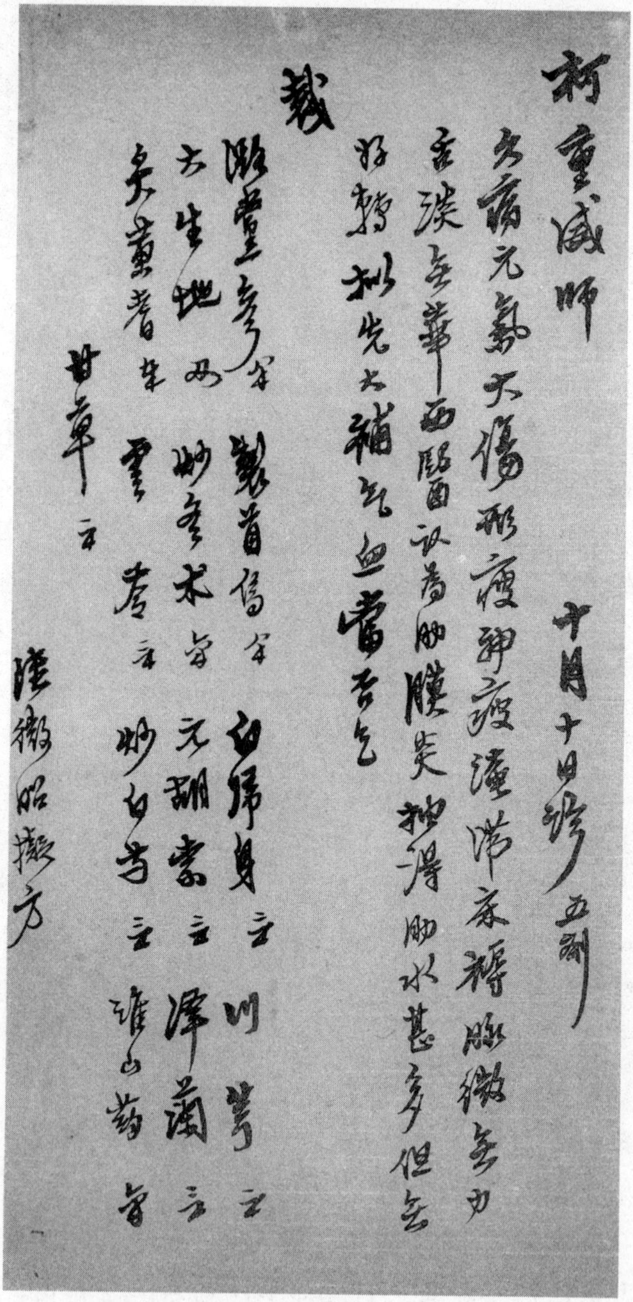

图32　陆维钊处方

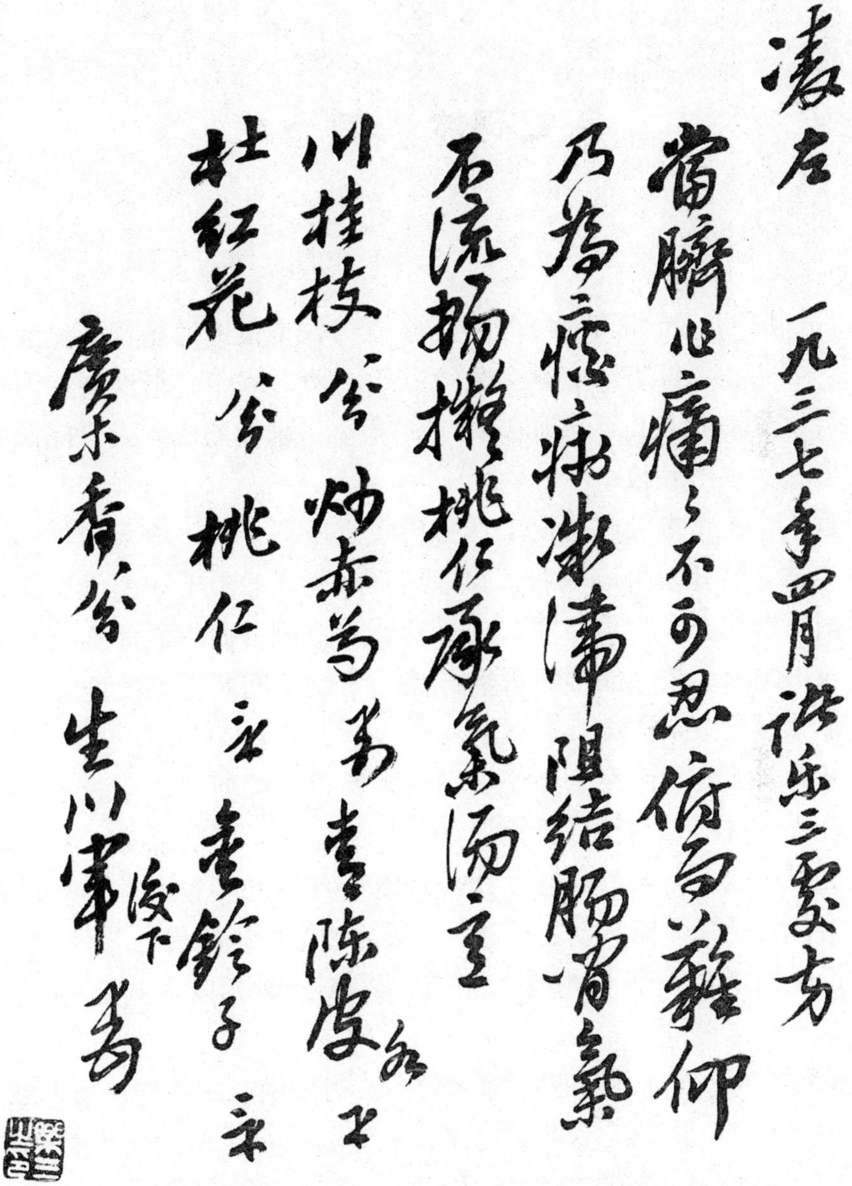
凌右　一九三七年四月诸乐三处方
當臍心痛，痛不可忍，俯不能仰，
乃為瘀滯凝結腸胃，氣
不流，擬用桃仁承氣湯主。
川桂枝錢　炒赤芍錢　青陳皮各錢
杜紅花錢　桃仁錢　金鈴子錢
廣木香錢　生川軍後下錢

图 33　诸乐三处方

骆也梅方人间一绝

民国时期，杭州市有一位中医骆也梅，不仅医道精深，且兼丹青妙手。当年，浙江省医史学会曾费三年之功，编印《浙江历代医林人物》与《浙江历代医药著作》两书，竟片言未及骆氏。人世间阴差阳错之事，实也不胜枚举。

近年，杭州古玩市场上出现骆氏亲笔所书处方，均系昔年诊毕交病者之物。笔者初得数笺后，归即细查文献。非但上述两书失载，其他全国及浙江之人物传略亦未列。其处方皆墨书而挥洒俊雅，后知其人又兼书画家，故余经常往市场寻觅，十数年间共得骆氏处方千两百余纸，几尽囊中余资矣。

虽文献无证，而耆老访谈中则颇多所得。综何任、楼浩之、钟久安诸公所贡材料，约得骆氏概况如下：骆也梅，原名德身，斋称碧云楼，杭州人。生卒无考，约为1890~1954年。幼年曾入学于杭州之仁和学堂，颇受其师楼辛壶之器重。楼氏后成为中国当代之著名书画家，执教于上海美专。骆也梅受其影响，医务余暇亦以书画自怡，造诣甚高。

所谓人间一绝，可从两方面来说：一为民国时中医能遗留1200余临诊方笺至今，几乎是不可能之事；一为骆氏一生所用之十类方笺竟能集全十余套，也是极为难能可贵。其中，七种为骆氏印刷之方笺（图34-35），最早之宝蓝色者只一种（图36）。红色印者六种中，左上均有"复诊须带原方"之文。此文有单括号（图37）与双括号之异。双括号之中，又有黑体（图38）与仿宋体（图39）之异。有两种方笺在顶上都有"杭州市卫生局注册中字第二号"一行，但其中又分两种：一种是薄质毛边纸，行下大字"中医师骆也梅处方笺"（图40）；一种为白报纸，质地甚佳，行下大字同上而少"中"字（图34）。第七种印刷处方之"笺"字用"片"旁之"牋"（图35）。骆氏之书法，以潇洒流畅为主，但另出瘦硬（图39）与厚重（图41）两途。

骆氏其他三种方笺：一是到各单位会诊或施诊时，即用该单位之笺纸，如图39，为"杭州金德源发记烟号信笺"；二是用市售之无装饰十行笺而加钤名章（图42）；三为于简易之白纸上加钤名章（图43）。历史上记载，华东地区于新中国成立初执行错误的排挤中医政策，所以骆氏的日子不好过。起先还买得起十行笺，过世前只能自裁白纸用了。方上之病家名为庞同志，足见为新中国成立后所写；此方之书法较粗率，亦可见为老年所写。

骆氏为民国杭州名医，内妇儿科兼治为当时常规。十方中多有名"官官"者，即小儿而不必部其名。早期尚以男左女右（图36）代，后则以先生、女士称。从其方观之，骆氏医学不专主一家，理法方药结构严谨，多用习见药，量亦偏轻。

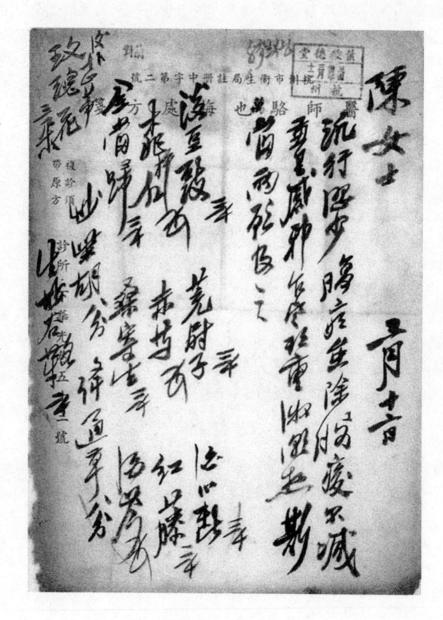

图34　骆也梅处方

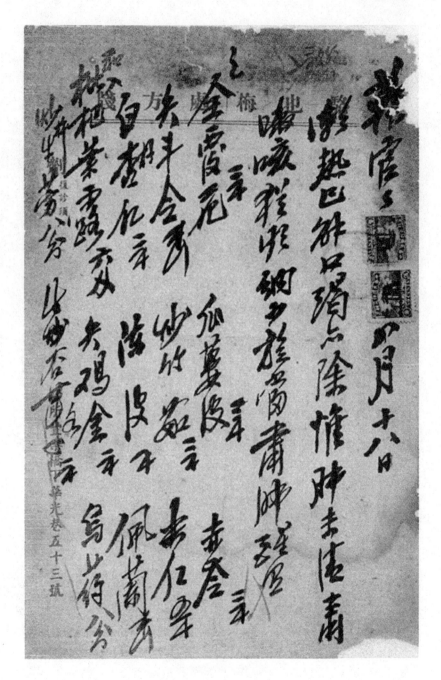

图35　骆也梅处方

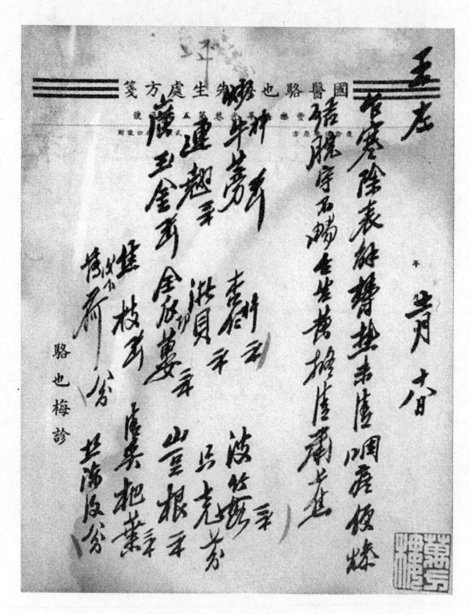

图 36　骆也梅处方

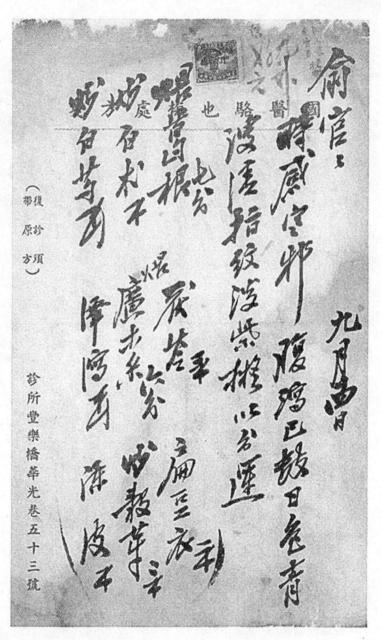

图 37　骆也梅处方

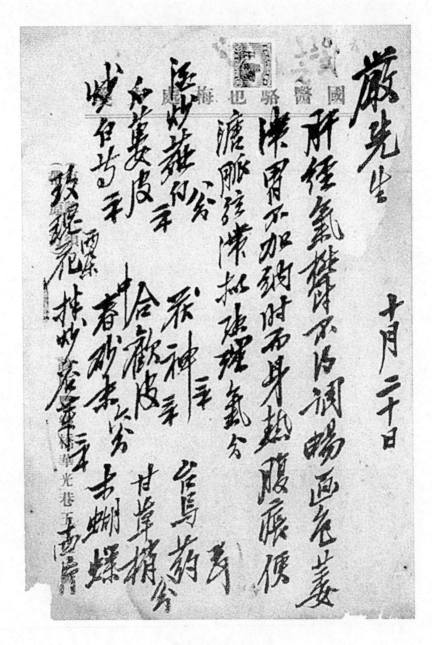

图38　骆也梅处方

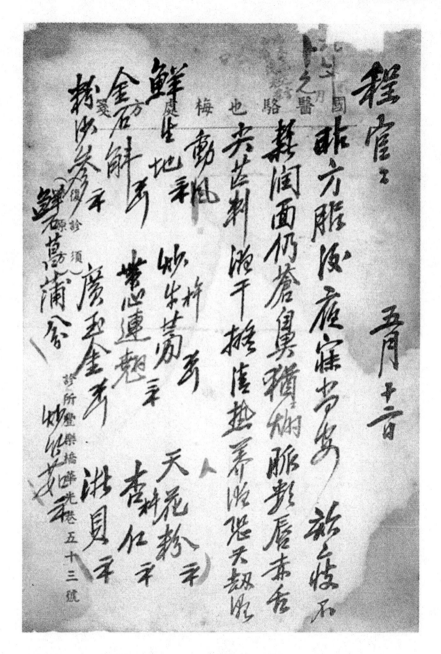

图 39　骆也梅处方

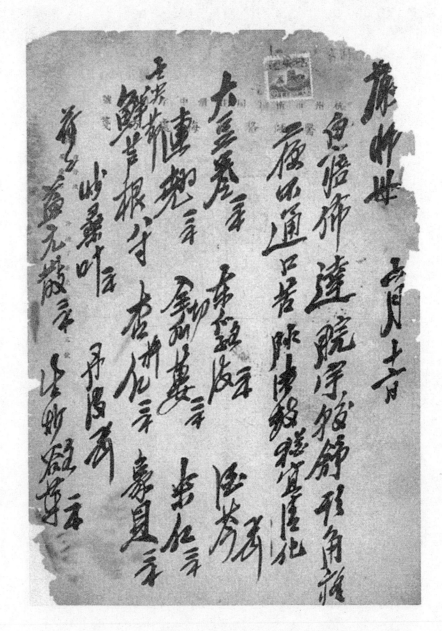

图 40　骆也梅处方

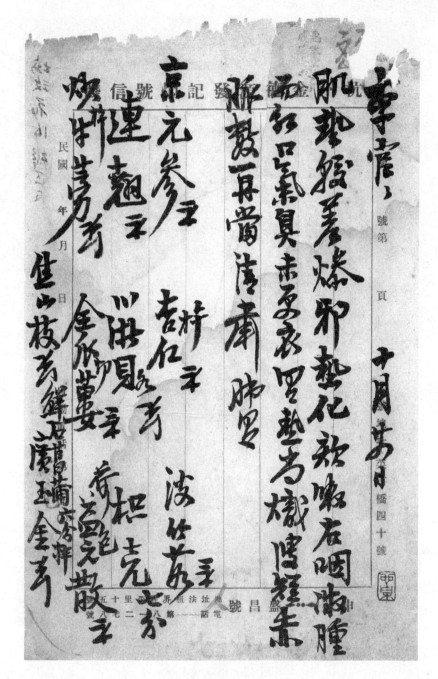

图 41 骆也梅处方

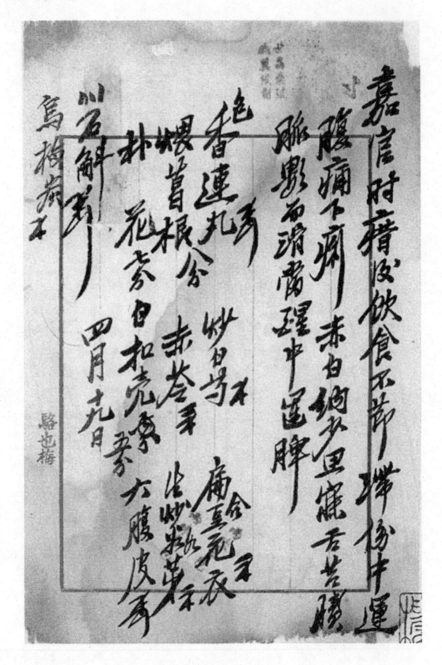

图 42　骆也梅处方

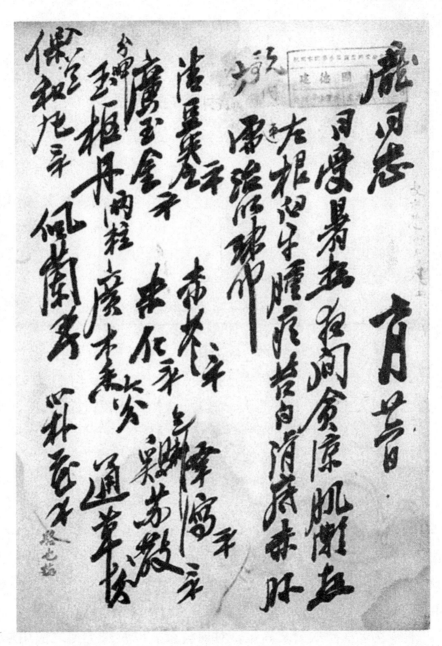

图 43　骆也梅处方

十三泰斗及百年百名中医方

2004 年金秋十月，正值《中华人民共和国中医药条例》贯彻实施一周年之际，全国中医药界泰斗级人物十三位齐集杭州市。为了继承、发扬中医药的优秀传统与宝贵经验，国家中医药管理局在杭举行了全国中医药界领军人物的高级讲习班。

十三中医泰斗多属耄耋高龄，例如：邓铁涛，1916 年生，籍贯广东开平，广州中医药大学教授，时年 89 岁；朱良春，1917 年生，江苏镇江人，江苏中医药学会副会长，时年 88 岁；颜德馨，1920 年生，江苏凡阳人，同济大学中医科学所所长，时年 85 岁；何任，1921 年生，浙江杭州人，浙江中医药大学教授，时年 84 岁；路志正，1921 年生，河北藁城人，中国中医科学院广安门医院主任医师，时年 84 岁；周仲瑛，1928 年生，江苏如东人，南京中医药大学教授，时年 77 岁。以上六位，本书收有他们的亲笔处方。其余七位是张琪、任继学、吉良晨、张学文、晁恩祥、李乾构、张伯礼。

邓铁涛善于应用中医脾胃学说治疗各种疑难重症，曾于 1986 年主持国家攻关课题，对重症肌无力进行研究。其处方遣药以少而精驰名。图 44 为治头痛时晕，用益气养肝法治之，方中仅黄芪、桑椹、首乌、杜仲四药。此方系 1979 年备水印宣笺求录旧方，至今已 38 年矣。

朱良春为名医章次公之高足，对内科杂病以及虫类药之应用享誉当世。图 45 为对先后天不足并阴阳气血均虚者所用之膏方。以八珍汤化裁，既云先天不足，故用紫河车以缓图之。

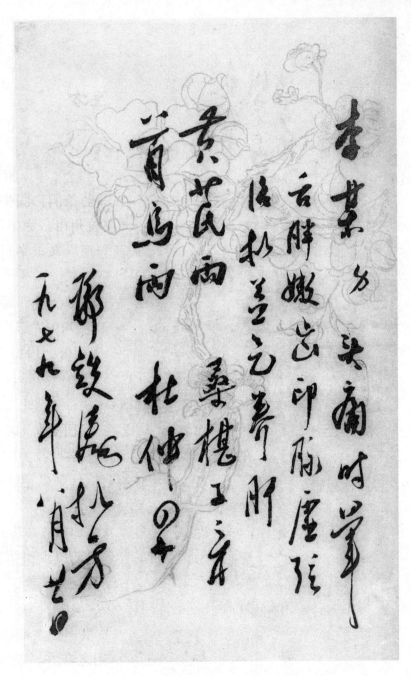

图44　邓铁涛处方

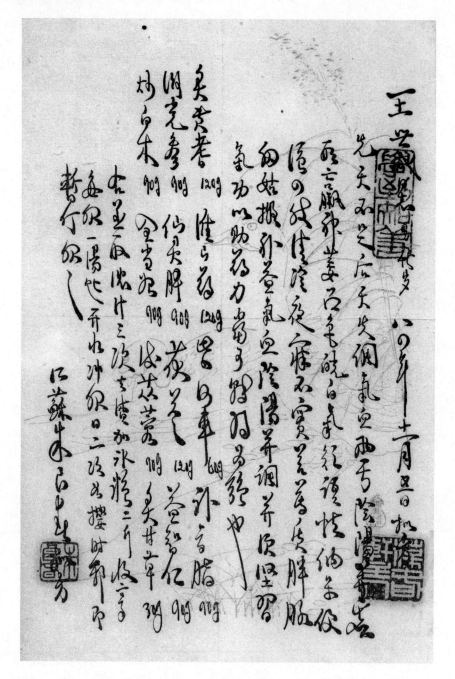

图 45　朱良春处方

　　颜德馨之父即南京中医学院八老之一颜亦鲁，当年我在该院实习时曾从他老人家抄方，颇蒙教诲。因此之故，颜德馨虽长我一肖，仍以兄呼之。他得王清任遗绪，倡"久病必有瘀"、"怪病必有瘀"论。其处方遣药每以扶正祛邪为主，于图13可见一斑。

　　何任承先世之余烈，对《金匮要略》之研究最为精深，海内外共仰宗风。领导浙江中医学院与中医学会数十年，其功卓然。其验方中华鳖精、舒胃宝等均获成功研发。图11为治痰饮遇冬则发方，故以温药和之。兼用二陈及苏子降气汤意。

　　路志正自幼即从其伯父路益修学中医，在中国中医科学院广安门医院极受同道与病者推崇。图46为当年至京开会时，余亲往院中求得，36年前事也。谈论中，知其内妇儿科兼精，并擅针灸、食疗，故临诊圆机活法，定取佳效。

　　周仲瑛幼秉庭训，从其父周筱斋学中医。余在南京中医学院附属医院实习时，即知其医道，基求均极精深。其后，又知升任学院院长，固实至名归也。京、津、沪、宁四地重视中医急诊之研究，周氏亦有功之臣。图25之笺（赵之谦画梅），为余亲自印制，彼甚赏之。其方治肺燥，故于大队清润药中各参化痰止咳之剂。

　　中国中医药出版社"中国百年百名中医临床家丛书"收录诸多名家，他们是（按姓氏笔画为序）：

　　丁光迪、于己百、干祖望、万友生、马光亚、王文彦、王任之、王合三、王伯岳、邓铁涛、韦文贵（韦玉英）、史沛棠、叶心清、叶熙春、叶橘泉、石筱山（石仰山）、刘云鹏、刘仕昌、刘冠军、刘炳凡、刘弼臣、朱良春、朱春霆、朱南孙、米伯让、许玉山、邢子亨、何任、何炎燊、余无言、宋祚民、宋爱人、张子琳、张珍玉、张梦侬、张琪、张云鹏、张赞臣、张镜人、李今庸、李玉奇、李仲愚、李克绍、李寿山、李斯炽、李聪甫、李翰卿、杨甲三、杨志一、杨继荪、汪逢春、萧龙友、邱茂良、邹云翔、陆南山、陆瘦燕、陈苏生、单健民、周仲瑛、周次清、周筱斋、孟澍江、岳美中、承淡安、林如高、林沛湘、欧阳锜、罗元恺、郑守谦、俞慎初、姚国美、姜春华、施今墨、查玉明、胡天雄、胡希恕、赵棻、赵心波、赵炳南、赵锡武、夏桂成、徐小圃、徐志华、徐恕甫、耿鉴庭、袁鹤侪、贾堃、郭士魁、钱伯煊、顾筱岩（顾伯华）、梁剑波、盛国荣、章真如、黄文东、黄竹斋、黄宗勖、程门雪、董廷瑶、董建华、蒲辅周、蔡小荪、裘笑梅、路志正、潘澄濂、颜德馨、魏长春、魏龙骧、魏指薪

虽称百家，实有108家。加上石筱山之传人石仰山、韦文贵之传人韦玉英、顾筱岩之传人顾伯华，应为111家。本书虽仅列方81个，但属于"百年百名中医临床家"者有20之多，现列其名字及处方之序号于下：

杭州何任（图11）、上海颜德馨（图13）、南京周仲瑛（图25）、苏州叶橘泉（图26）、北京萧龙友（图29）、北京施今墨（图30）、北京汪逢春（图31）、广州邓铁涛（图44）、南通朱良春（图45）、北京路志正（图46）、长沙刘炳凡（图47）、上海张赞臣（图48）、上海张镜人（图49）、杭州杨继荪（图50）、南京邱茂良（图51）、北京岳美中（图52）、上海顾伯华（图53）、福州盛国荣（图54）、杭州潘澄濂（图55）、杭州魏长春（图56）。

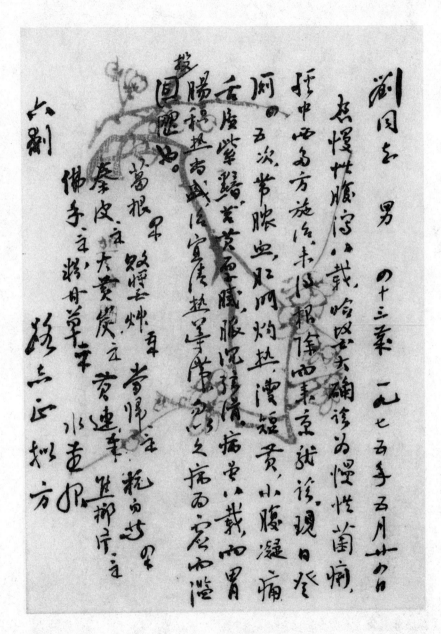

图 46　路志正处方

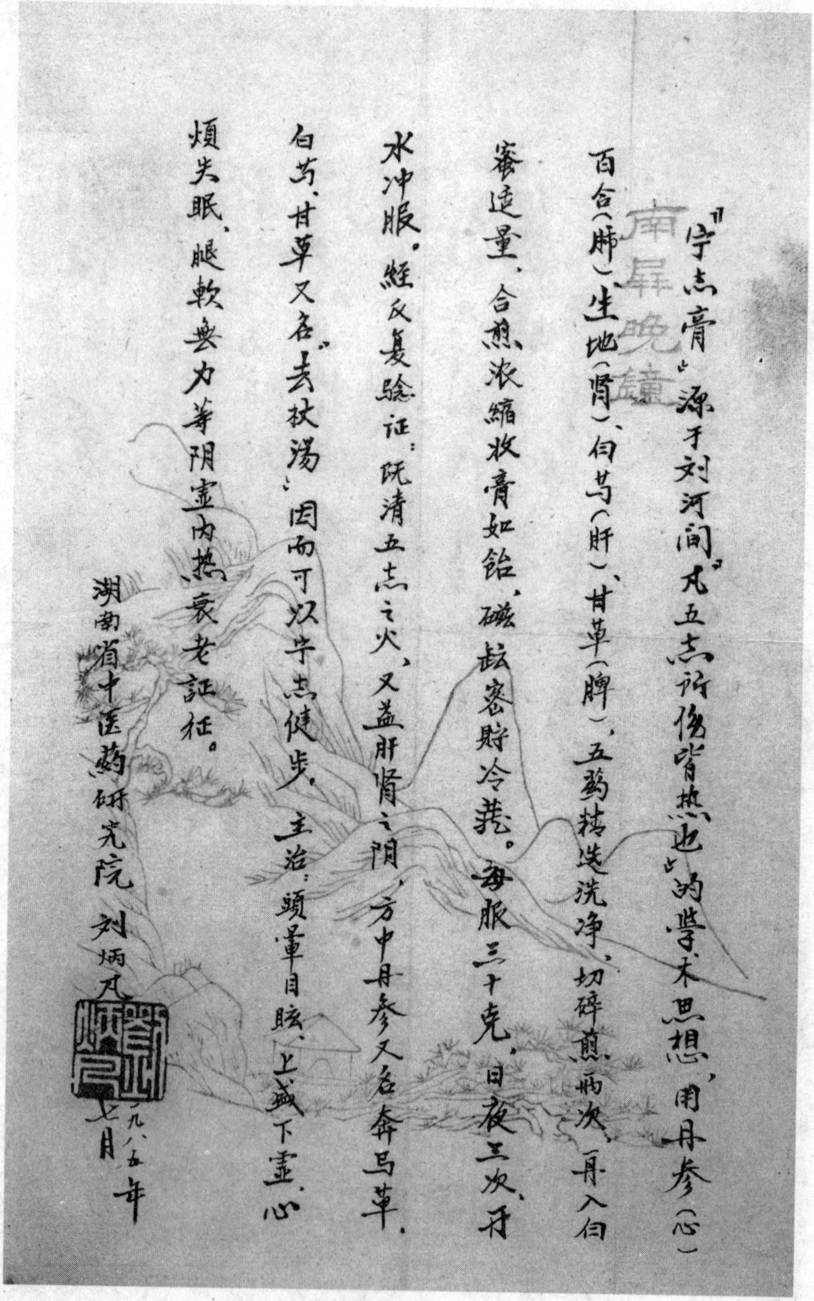

"宁志膏"源于刘河间"凡五志所伤皆热也"的学术思想,用丹参(心)、百合(肺)、生地(肾)、白芍(肝)、甘草(脾),五药拣选洗净,切碎煎两次,再入白蜜适量,合煎浓缩收膏如饴,磁缶密贮冷藏。每服三十克,日夜三次,开水冲服。轻反复验证:既清五志之火,又益肝肾之阴,方中丹参又名奔马草,白芍、甘草又名"去杖汤"。因而可以宁志健步。主治:头晕目眩,上盛下虚心烦失眠,腿软乏力等阴虚内热衰老证征。

南屏晚镜

湖南省中医药研究院 刘炳凡 一九八五年七月

图47 刘炳凡处方

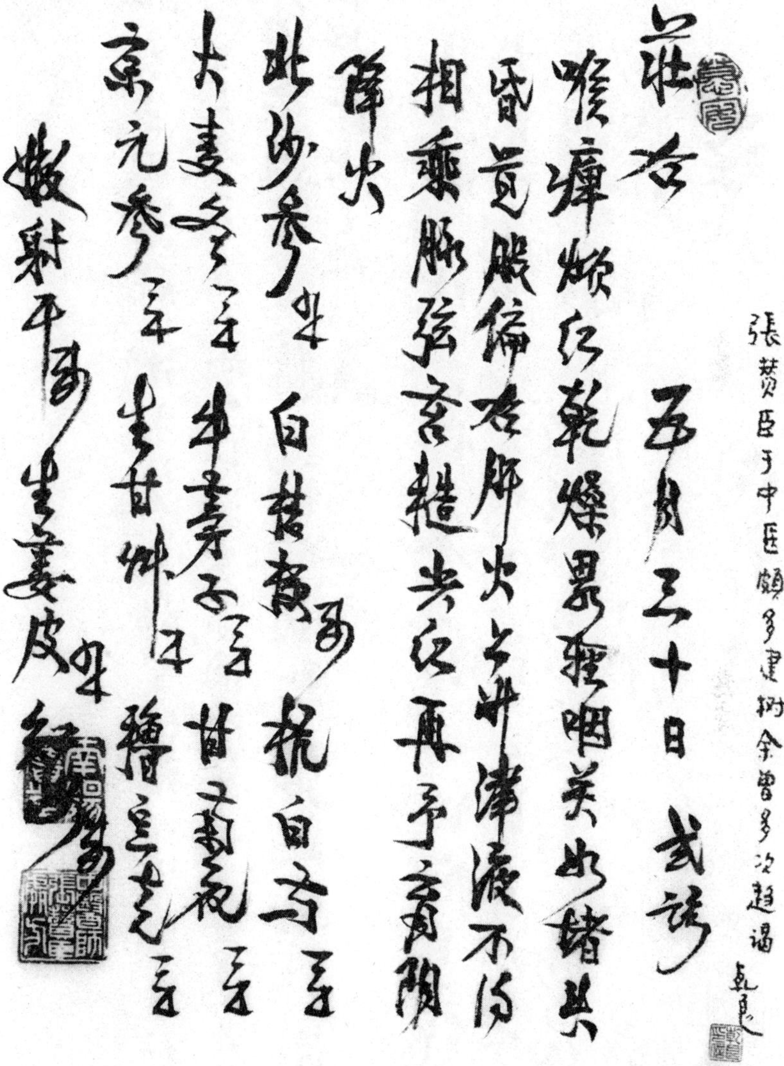

图48　张赞臣处方

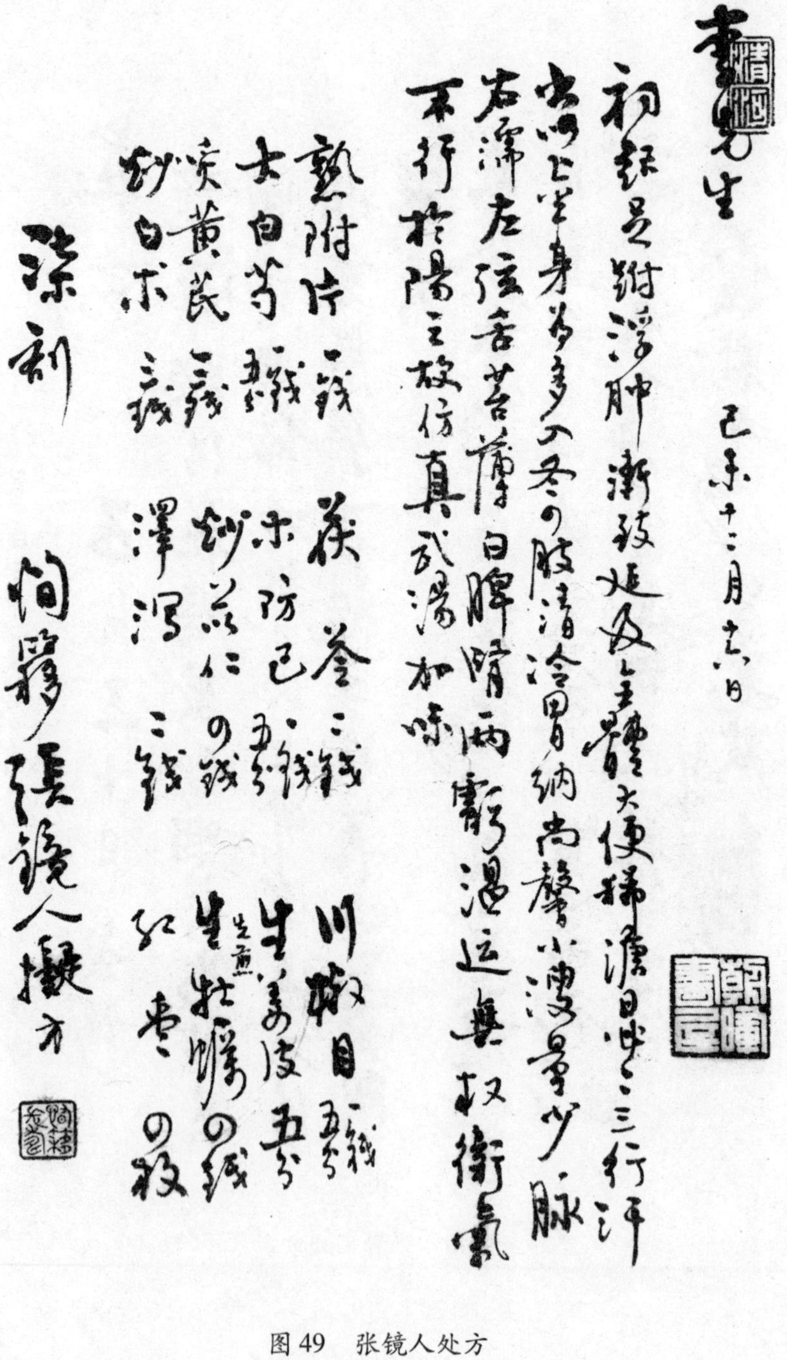

图49　张镜人处方

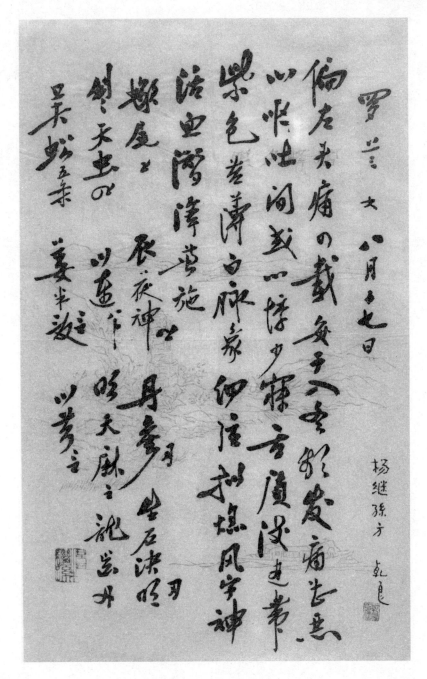

图50 杨继荪处方

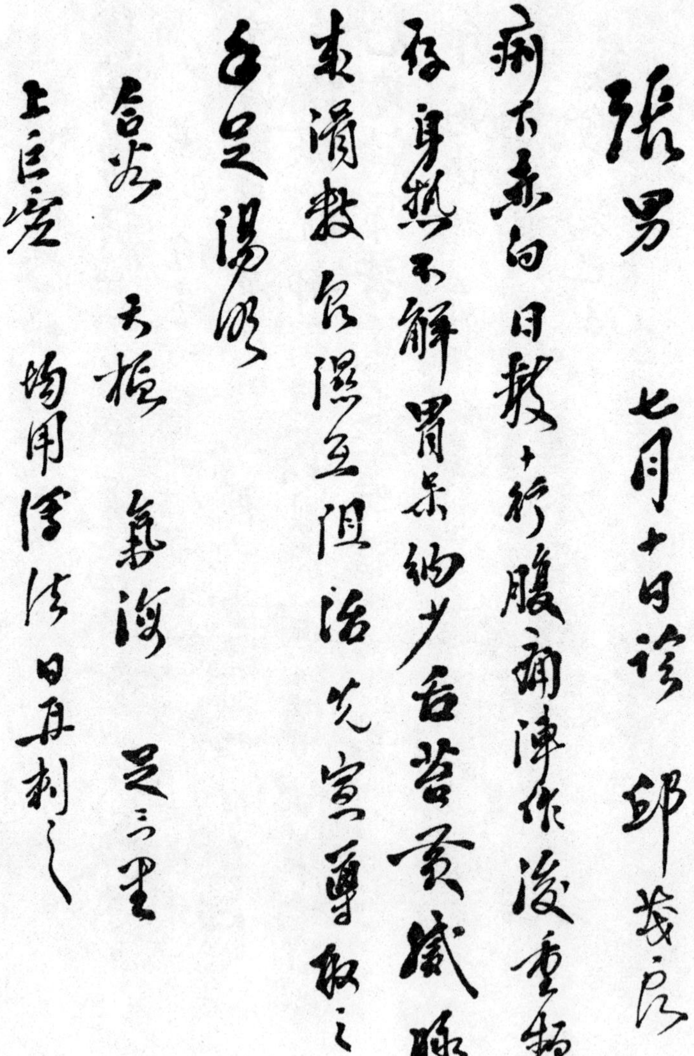
張男　七月十日診　邱茂良
痢下赤白日數十行腹痛陣作後重頻
仍身熱不解胃呆納少舌苔黃膩脈
來滑數食濕互阻治先宣導取之
手足陽明
合谷　天樞　氣海　足三里
上巨虛　均用瀉法日再刺之

图51　邱茂良处方

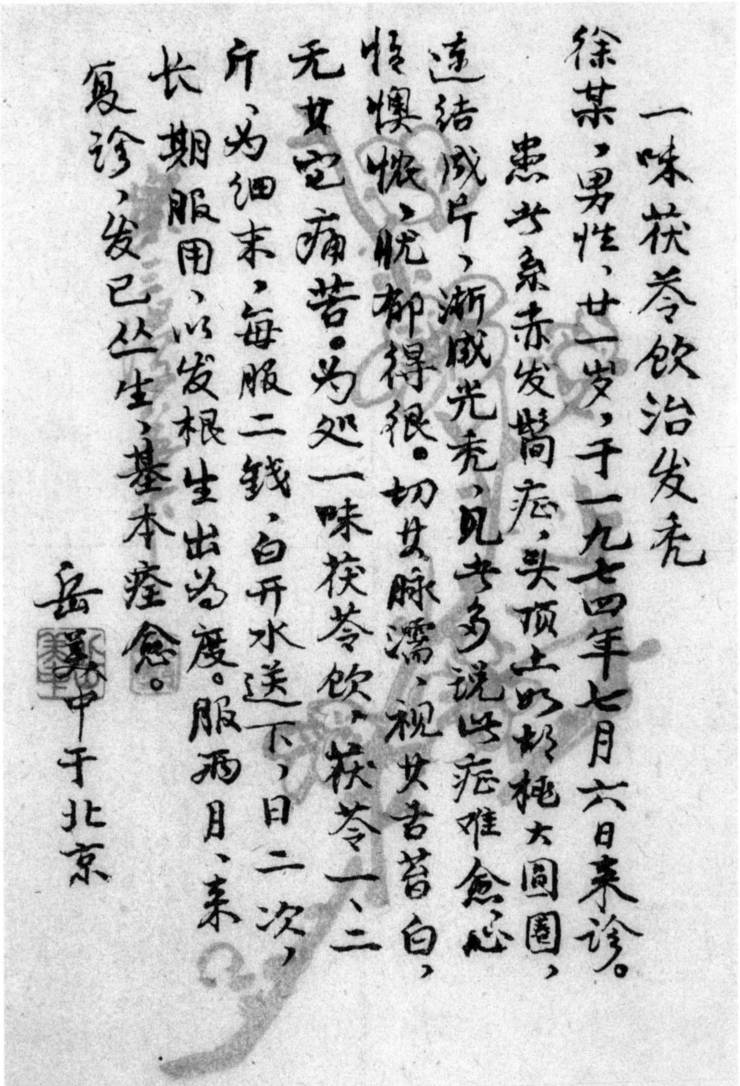

一味茯苓饮治发秃

徐某，男性，廿一岁，于一九七四年七月六日来诊。患者突然发鬎疬，头顶山以桃大圆圈，逐结成片，渐感光秃，见其多说此症难愈必恨懊恼，脱都得很。切其脉濡，视其舌苔白，无其它痛苦。为处一味茯苓饮，茯苓一、二斤，为细末，每服二钱，白开水送下，日二次，长期服用，以发根生出为度。服两月，来复诊，发已丛生，基本痊愈。

岳美中于北京

图 52 岳美中处方

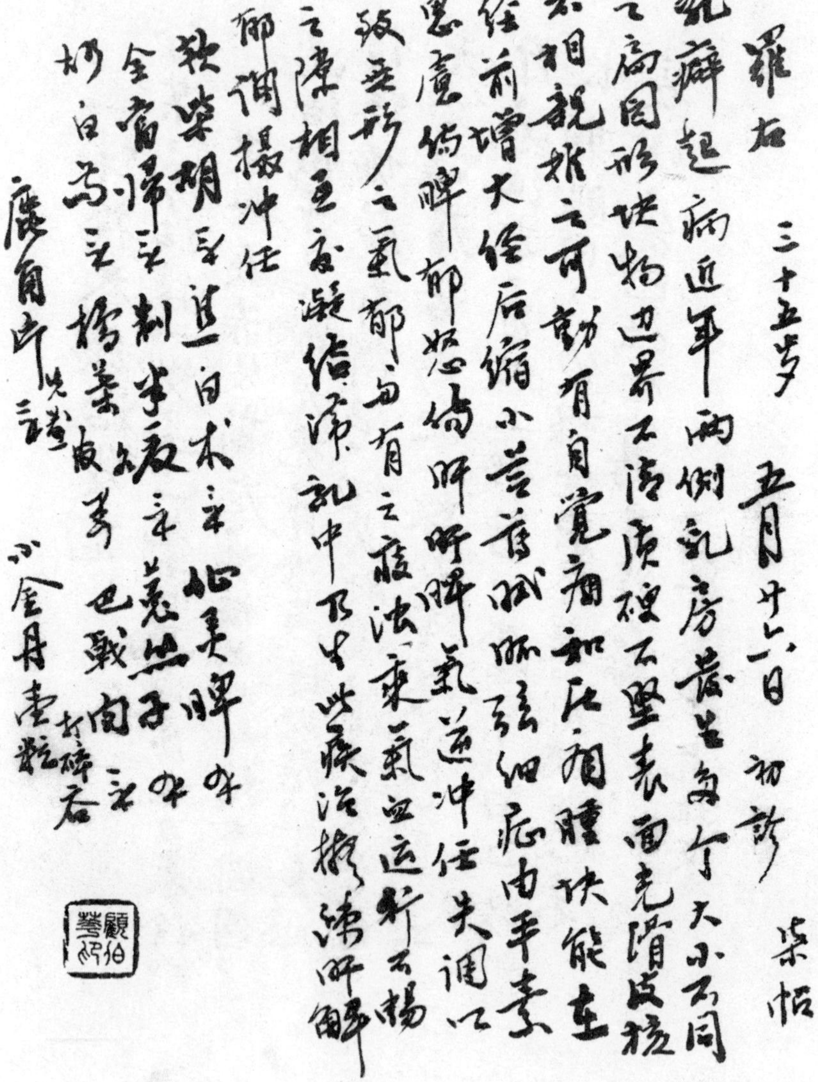
羅右 三十五岁 五月廿六日 初診 柒帖
乳癖起病近年兩側乳房發生多個大小不同
之病同形塊物邊界不清質硬不堅表面光滑皮核
不相親推之可動有自覺痛和壓痛脹塊能在
經前增大經後縮小苔薄脈弦細症由平素
思慮傷脾郁怒傷肝肝脾氣逆冲任失調以
致無形之氣郁與有之痰濁互氣血運行不暢
之陳相互凝結滯乳中乃生此疾治擬疏肝解
郁調攝冲任
软柴胡三钱 土白术三钱 仙灵脾四钱
全當歸三钱 制半夏三钱 菟絲子四钱
炒白芍三钱 橘葉皮各 巴戟肉三钱
鹿角片先煎三钱 小金丹壹粒打碎吞
顧伯華印

图 53 顾伯华处方

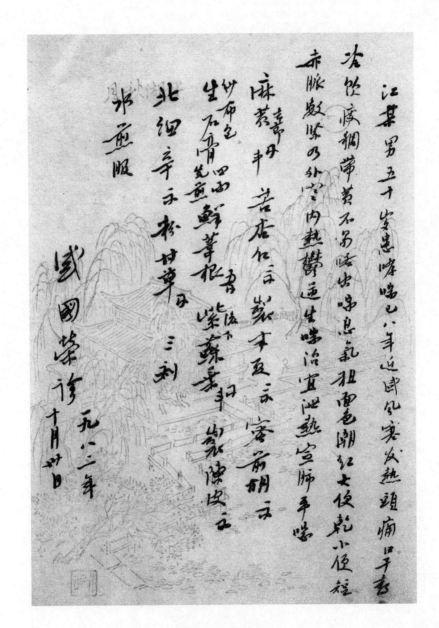

图 54　盛国荣处方

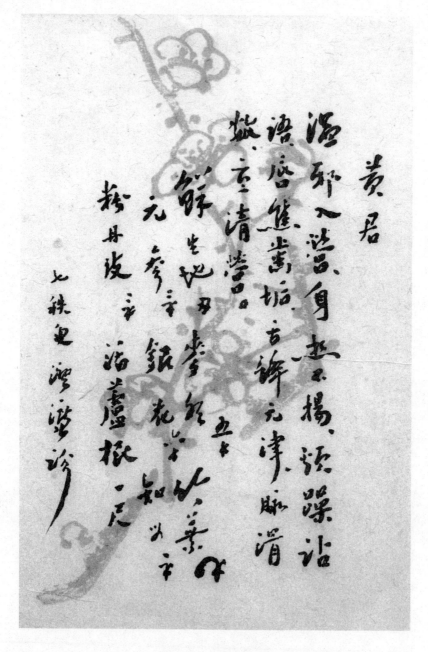

图 55　潘澄濂处方

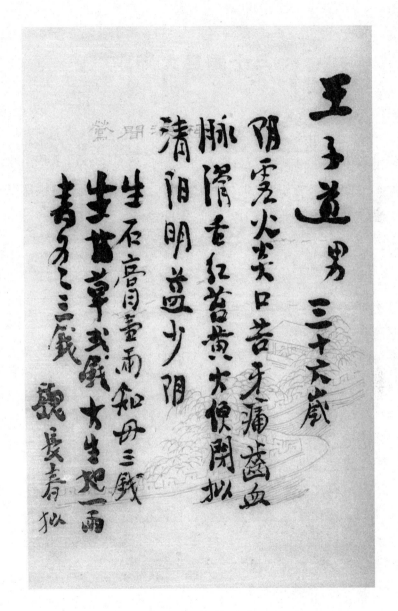

王子道 男 三十六岁

阴霾火炎口苦牙痛齿血

脉滑舌红苔黄大便闭拟

清阳明益少阴

生石膏三两 知母三钱
生甘草二钱 大生地一两
麦冬三钱
魏长春拟

图56 魏长春处方

三十国医大师方

建国 60 年来，中医界最高级的荣誉，就是 2009 年评定的 30 位国医大师。为此，人力资源和社会保障部、卫生部、国家中医药管理局联合发出《关于表彰首届国医大师的决定》。

附：　　　　　首届"国医大师"名单

（按姓氏笔画排序）

王玉川　北京中医药大学

王绵之　北京中医药大学

方和谦　首都医科大学附属北京朝阳医院

邓铁涛　广州中医药大学

朱良春　南通市中医院

任继学　长春中医药大学附属医院

苏荣扎布（蒙古族）　内蒙古医学院

李玉奇　辽宁中医药大学附属医院

李济仁　皖南医学院附属弋矶山医院

李振华　河南中医学院

李辅仁　卫生部北京医院

吴咸中　天津市南开医院

何　任　浙江中医药大学

张　琪　黑龙江省中医研究院

张灿玾　山东中医药大学

张学文　陕西中医学院

张镜人　上海市第一人民医院

陆广莘　中国中医科学院

周仲瑛　南京中医药大学

贺普仁　首都医科大学附属北京中医医院

班秀文　广西中医学院

徐景藩　江苏省中医院

郭子光　成都中医药大学

唐由之　中国中医科学院

程莘农　中国中医科学院

强巴赤列（藏族）　西藏自治区藏医院

裘沛然　上海中医药大学

路志正　中国中医科学院

颜正华　北京中医药大学

颜德馨　同济大学附属第十人民医院

消息传来，广大中医药界一片欢腾，并远远影响到世界的许多地区。可惜的是，大约一个月后就走了三位国医大师。由此不免令人感叹：60 年后的首届是否来得晚了点。本书虽仅列方 81 个，但属于国医大师者就有 14 方之多。在上一章曾述及 2009 年推出的十三中医泰斗中，对邓铁涛（图 44）、朱良春（图 45）、颜德馨（图 13）、何任（图 11）、路志正（图 46）、周仲瑛（图 25）六人已略作评析。下再将本人收藏的另外八位国医大师的情况简介于下：

北京为中国首都，人文荟萃。首届 30 位国医大师中，在京者适为三分之一。本书人收其方者，共有三位。颜正华教授原出南京中医学院，余与之以同编全国统编教材《中医学》之故，曾相交十多年。他为人谦抑，一丝不苟，余甚佩之。图 57 为其所书膏方，以八珍、六味综合变化之，十分王道。其医其书，悉如其人。王绵之教授出身及与余交往情况，与颜相同，然两公性情略异。王绵之兼擅诗词、书法，才气横溢而自视甚高。图58为治前列腺肥大之方，以济生肾气丸为主，于补泻、渗敛之间配合精妙。其曾任中国方剂学会会长。程莘农与余最称交好，一因彼此业余同好书画、篆刻，一因其甥女小杭系余之学生。程氏以针灸为主，研究精深，桃李满天下。图59为程氏应余之要求而写，不但病案完整，而且理法、取穴与针法均十分详细，足为后人取法。

江、浙两省自东晋以来，渐成为我国东南文物之邦。首届国医大师30人中，属江、浙（包括原为苏南之上海市）地区者有7人之多。本书收其方者6人，4人（朱、颜、周、何）已见前述，今再简介两位。张镜人，出身中医世家，出道甚早，曾任上海卫生局中医处处长。图49为其治全身浮肿沉疴之方，以真武汤加益气行水之剂治之，极合契机。此方不但医道深，又兼书法妙。所用三印，左下为名号，右上为引首，右下为压角，盖以此方作为书法作品看也。徐景藩为江苏省中医院主任医师，当年余在南京实习时曾有识荆。此方（图60）为治妇女妇、内两科之复杂病情者而设，理法方药亦予兼顾，何况养血活络与蠲痹舒筋原有一定关联。

其他各省之国医大师，本书录其方者，仅两位。李振华为河南中医学院教授，余因参编统一教材《中医学》，曾数访该校，遂于廿年之前求得其方（图61）。此方兼理气降气与宣肺利咽进治之，又嘱以乌梅汤频饮为食疗，其可见效者必矣。班秀文为广西中医学院教授，亦以编统一教材故与之相知。此方（图62）所治虽诸症纷纭（潮热、盗汗、头晕、耳鸣、寐劣、便结），而全由阴虚则阳浮，水亏则火泛，故以六味地黄丸为基础，再益以玄参、麦冬也。蒙医苏荣扎布方，移置下一章中再论。

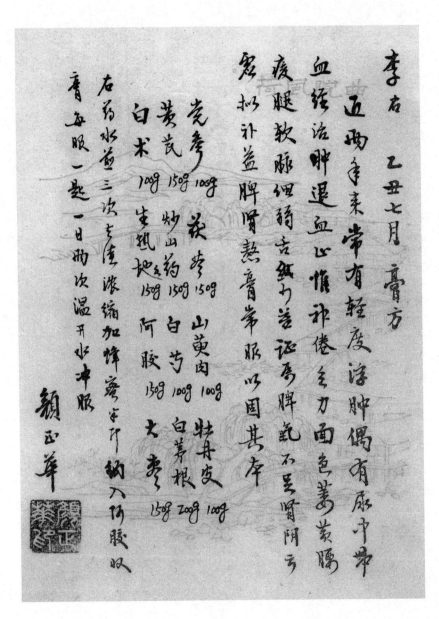

图 57　颜正华处方

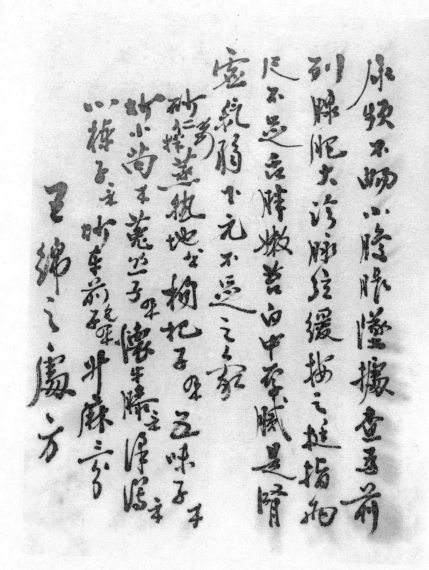

图 58　王绵之处方

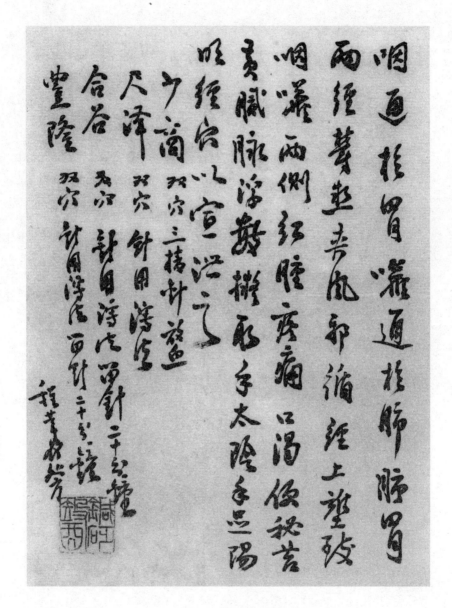

图59　程莘农处方

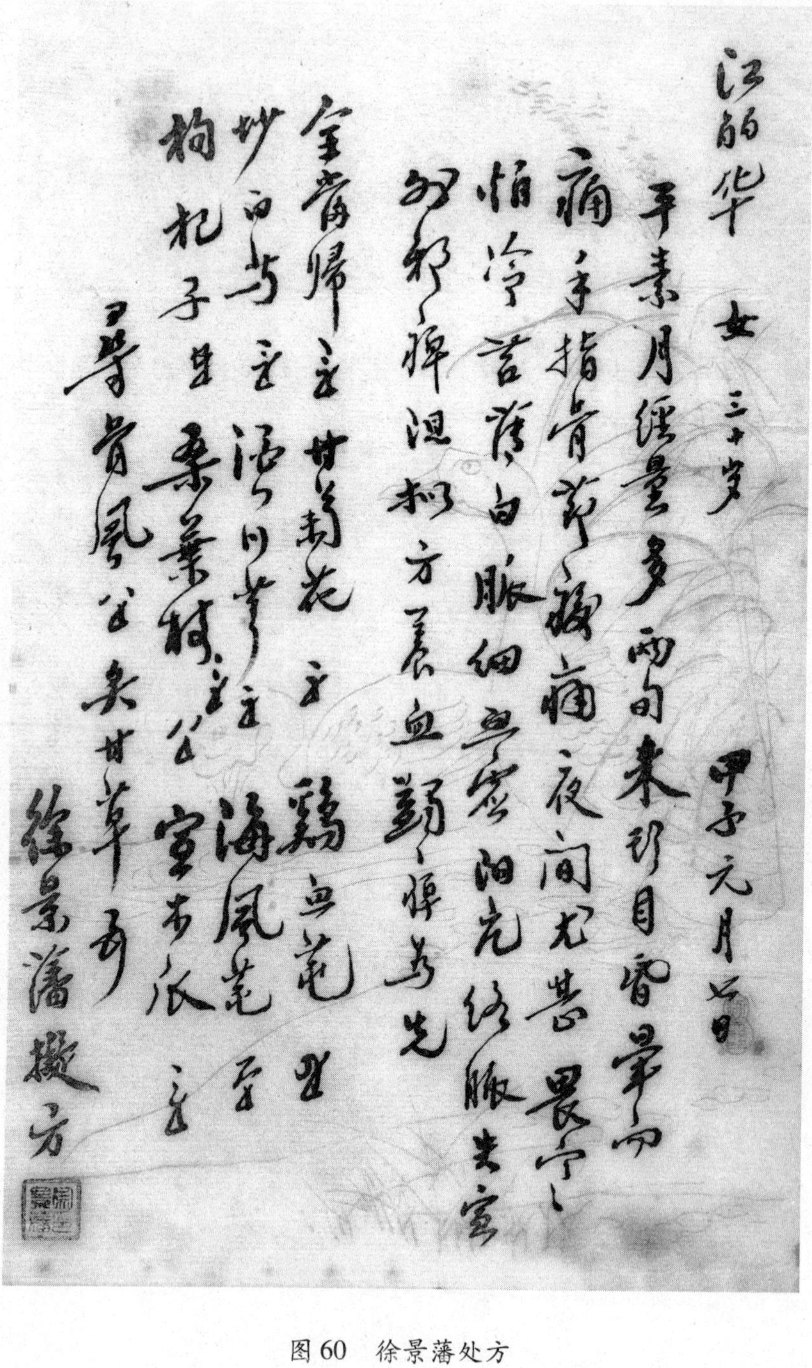

江的华　女　三十岁　甲子元月□日

平素月经量多，两旬来初目眩晕，胛痛，手指骨节作痠痛，夜间尤甚，晨宁，怕冷苦楚，白脉细，此营阳不能儒脉养营，拟和养温煦方，养血荣筋悼痹先。

全当归主甘菊花主

炒白芍主海风藤主

枸杞子生桑叶桑枝公宣布筋主

寻骨风公炙甘草

徐景藩拟方

图60　徐景藩处方

·80·

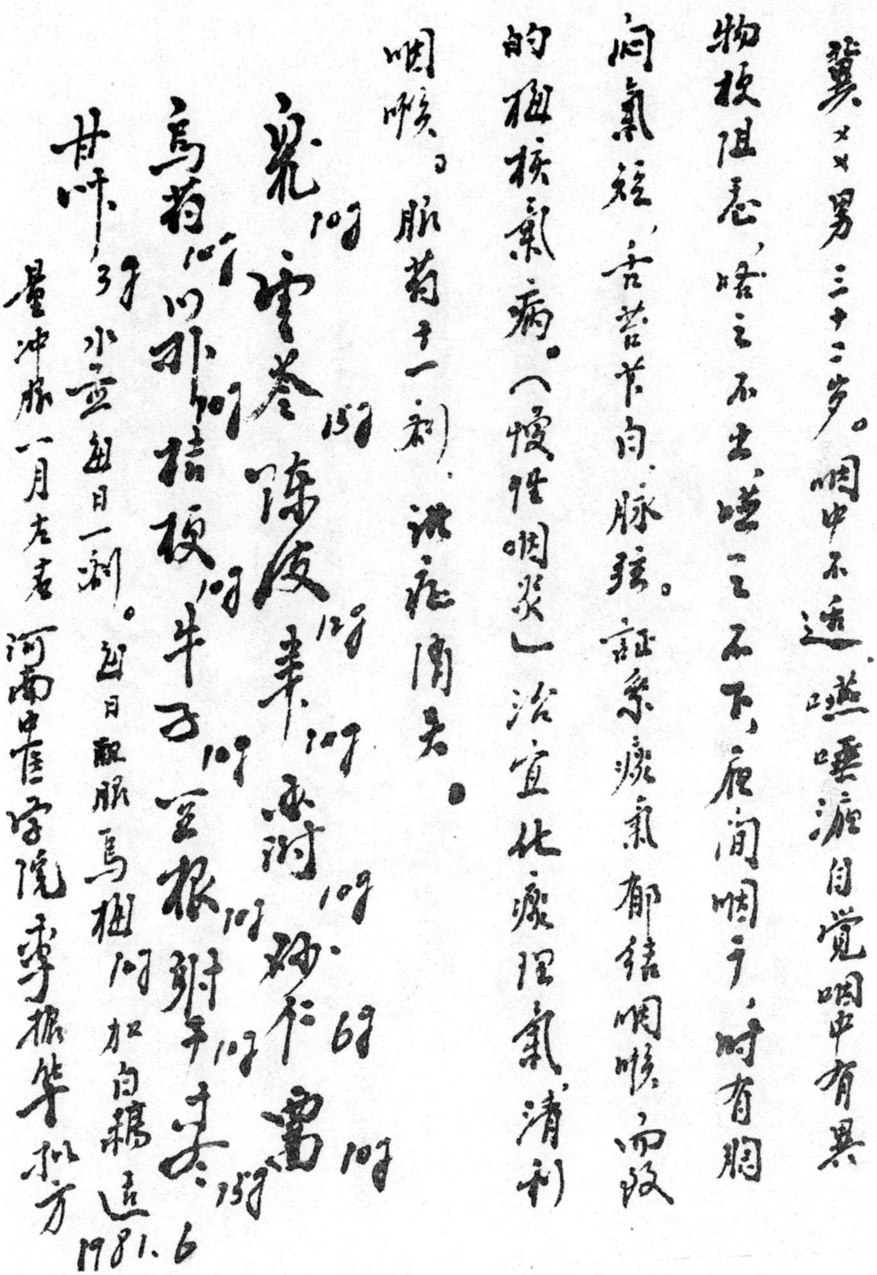

冀××男三十三岁。咽中不适，蹙噫瘀日觉咽中有异

物梗阻感，咯之不出，嚥之不下，历间咽干，时有胸

问气短，舌苔薄白，脉弦。证系痰气郁结咽喉，而致

的梅核气病。（慢性咽炎）治宜化痰理气清利

咽喉。脉药十一剂，诸症悉愈。

瓜蒌 10g 云苓 15g 陈皮 10g 半夏 10g 浙贝 10g 6g 10g

乌药 10g 射干 10g 玄参 10g 桔梗 10g 牛子 10g 豆根 15g 15g 苦

甘草 3g 小蓟 每日一剂。日二服脉乌梅 10g 加白糖适

量冲服 一月左右 河南中医学院李振华处方 1981.6

图61 李振华处方

81

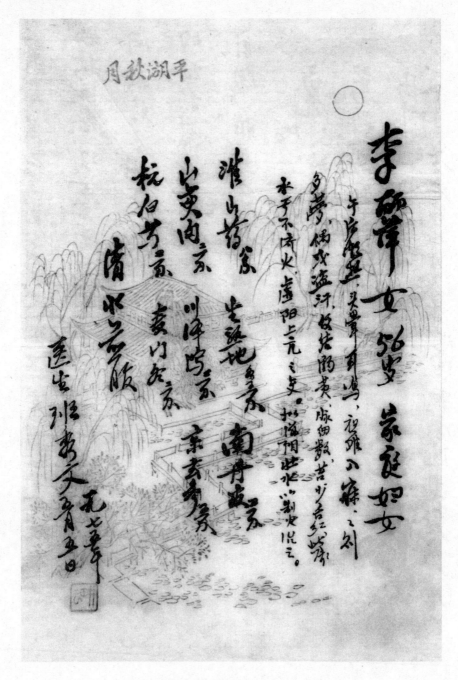

图62　班秀文处方

少数民族及海外名医方

　　我国为多民族的国家。中医虽以汉族医学为主，也应包括少数民族之医学。其中，尤以蒙医、藏医为最重要。余为求得各地名医之方，每次出外开会均带齐笔墨纸砚，以备找机会求人为书处方。1979 年，我首次参加全国医学史学会，即被推选为理事。期间最难得的是，求得与会的三位少数民族名医各书一方。图 63 为蒙医苏荣札布方，用少沙七味散以治失眠、狂躁、精神失常。2009 年 5 月，他被评为首届国医大师。

　　我国港澳台地区及世界各地，凡有华人聚居之处多有中医、中药之机构。加拿大多伦多市老医生袁玉培，学识卓越，方上所列衔头有 21 种之多（图 64），系从香港移民到加拿大去的。1994 年秋，我曾应邀为多伦多市第一中药房宝寿堂特约医生，半年后回国，此方即袁老当年书赠。海外中医之处方，从遣药组方以至药名书写，都有别样风情。

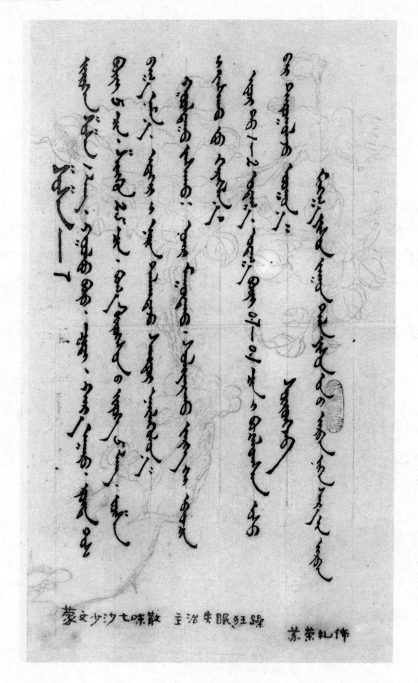

图 63　苏荣札布处方

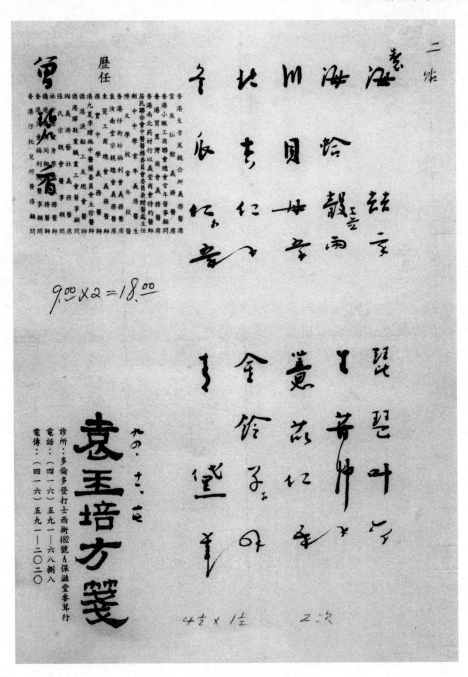

图64　袁玉培处方

伤寒温病方

中医内科中，伤寒、温病、时疫为一大类。这类病以发热为主症，故后代又称热病，以传染性、感染性疾病为主。

1958年，我在南京中医学院附属的江苏省中医院实习时，曾参加乙型脑炎的治疗研究工作。当时，即以《伤寒论》中的白虎汤为主要治疗手段，病情复杂者则参以温病之清营汤等，成药则用至宝丹、紫雪丹、安宫牛黄丸等。可见，理论与著作虽分两大系，临证完全可以参合。本书所收81方，在热性病上较少应用伤寒之方药，多系从温病论治。图56为浙江名医魏长春所处之方，虽以清阳明而用白虎汤中之主药生石膏与知母，但非治典型之热性病，而是兼用益少阴之生地与麦冬，治阴虚火炎之证。

总之，近现代名医治热性病多用温病之理论与方药，兹举例如下：

浙江中医研究所所长潘澄濂，以善治重证颇延时誉。图55为他治温邪入营所用之方。重症而用常药为此方之一大看点。藩老与我既相知，又系邻居。曾告此病家甚贫寒，如用犀角地黄汤、清营汤等，必无力支付，故反复深思而出此方。不意三剂之后，病大大好转，再服三剂，嘱服本地所产青皮甘蔗之浆汁，竟霍然而愈。

杭州民国名医陈绍裘治伏邪化疹方（图22），一派辛凉宣透，而略点缀以苦寒之品。南京名医颜亦鲁治湿温食复方（图12），用《伤寒论》之小承气汤合《温病条辨》之三仁汤变化进治。

以上诸公之治法，均有启迪后人之处，读者不可轻轻放过。

内科杂病方

　　内科杂病，其类甚繁。自古以风劳臌隔为四大病。本书所收81方中，关于风者有两方：图50为浙江中医院杨继荪治头风方，所用息风宁神、活血潜降自是正途。方中有三虫（蝎子尾、蜈蚣、天虫）与石决、龙齿，为其特色。杨氏生前每起沉疴，全在用药精妙。图65为桐乡袁道厚以外治法疗面瘫，亦风疾也，方中亦有全蝎。

　　劳与痨通。图66为浙江马臧谦治肺病方，其奇处为以方义代脉案。至于用药，则以黄芪补气为主帅，辅以阿胶血肉有情之品，率归、地与杜仲、续断等药对进治。

　　臌证自血吸虫病被"送瘟神"（毛泽东诗）后，今不多见。图24为杭州名医宋鞠舫不用汤剂而以散剂治肝硬化腹水，真是圆机活法。

　　中医的经方派，以用医圣张仲景《伤寒论》与《金匮要略》之方为主。江苏名医曹颖甫（号拙巢）是著名的经方派，其所著《经方实验录》曾风行海内外。他的学生诸乐三的处方（图31），即用桃仁承气汤治"当脐腹痛，痛不可忍"。我的业师丁济民，当时是上海中医学院附院的院长与中华医史学会副会长。我收集名医方笺的想法，即源于他的教导。图67是我集方的第一颗种子，就是丁师为我写的，纯从六经论证遣药。图68是我院陆芷青教授的处方，治"痰饮内停"，"宗仲景温以和之之义"。陆老与我同好书法、京剧。该方写于1973年，距今近四十年矣。回想当年弄翰与皮黄之乐，不禁为之浩然。图55是福建中医学院盛国荣之处方，以麻杏石甘汤加味治宿哮而兼新感。

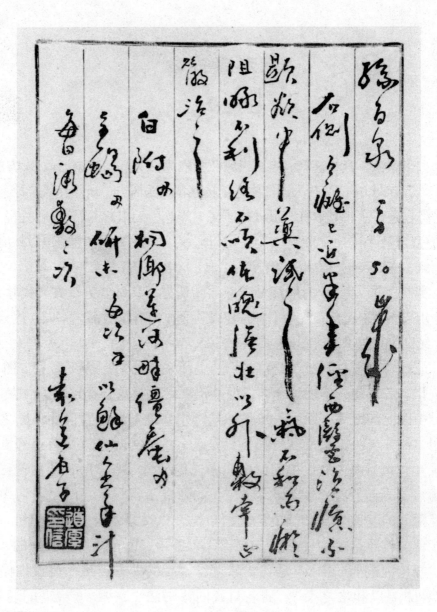

图 65　袁道厚处方

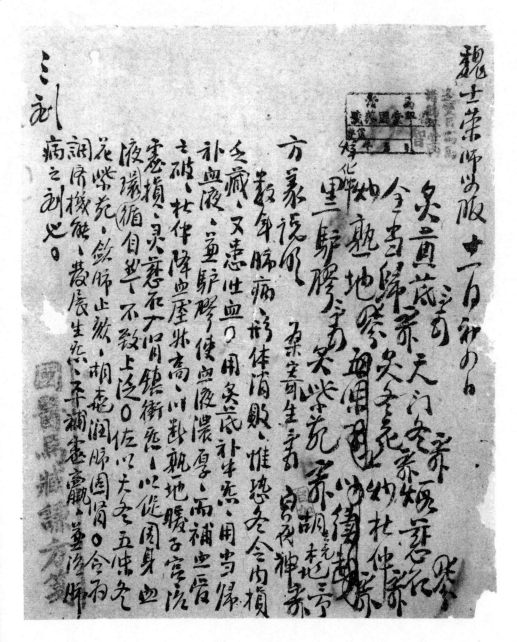

图 66 马臧谦处方

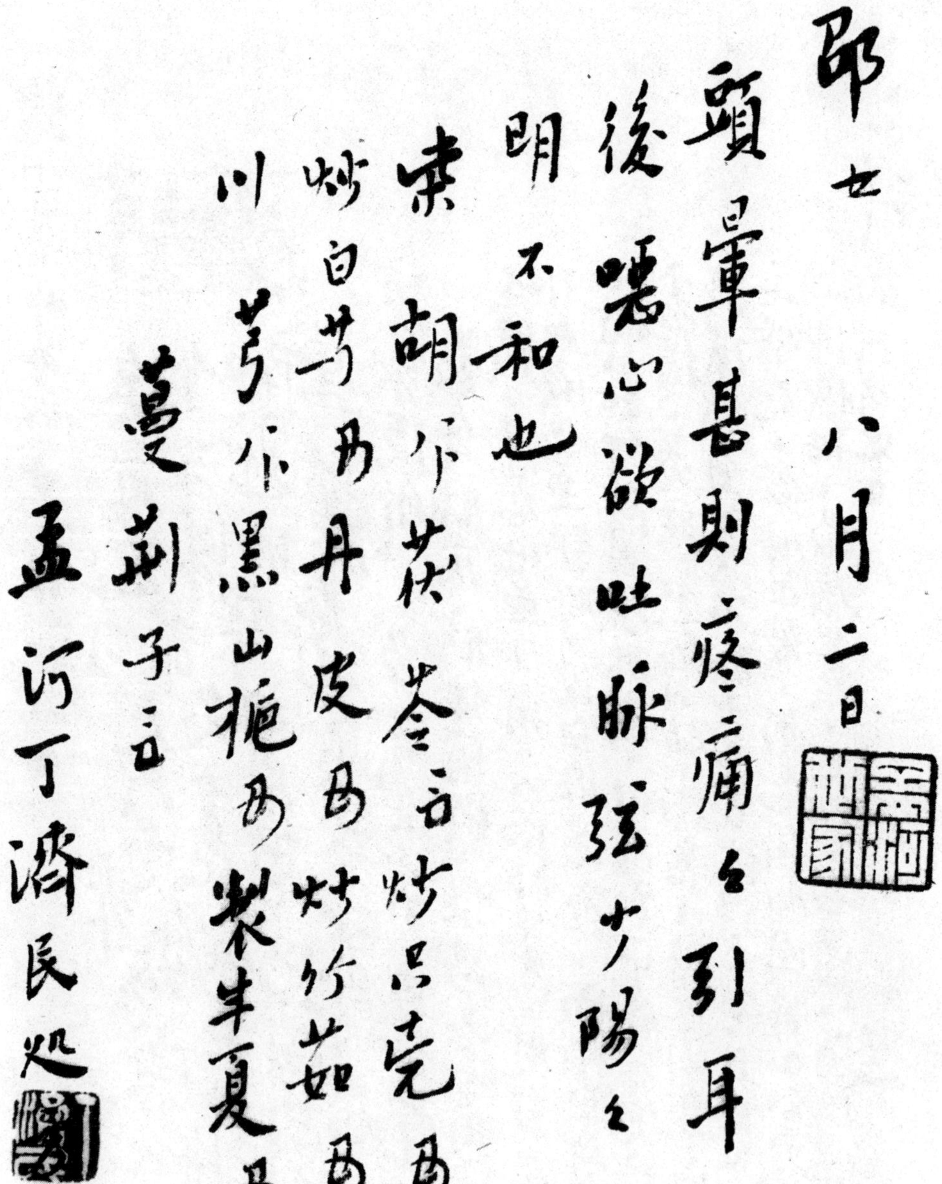
邱右
八月二日
頭暈甚則疼痛痛到耳
後噁心欲吐脈弦少陽陽
明不和也
柴胡八分 茯苓三錢 炒只殼錢
炒白芍錢 丹皮錢 炒竹茹錢
川芎八分 黑山梔錢 製半夏錢
蔓荊子三錢
孟河丁濟民處

图 67　丁济民处方

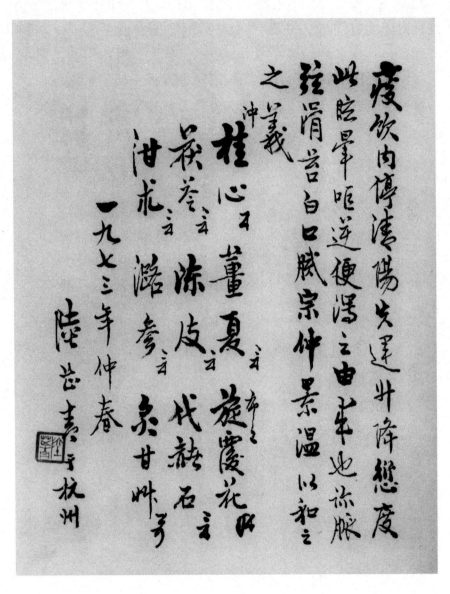

痰饮内博清阳失运升降悉废
此肮晕呕逆便泻之由车船迷脉
弦滑苔白口腻宗仲景温以和之
之义义

冲 桂心 二
茯苓 三 董夏 三 旋覆花 包二
陈皮 三 代赭石 三
泔花 三 潞参 三 炙甘草 三

一九七三年仲春 陆芷青于杭州

图68 陆芷青处方

中医调理，不但治病，且可矫体质之失。其中尤以膏方之应用为调偏理虚之一大法门，本书将有专论。图26为苏州叶橘泉之处方，纯出调理以固前方之效，并嘱"十帖后间日服一剂"。一般人多以为，需调理者，其症多繁，其方中用药较多。其实，也不尽然，图44为国医大师广州中医学院教授邓铁涛的调理妙方，一共才4味药。

有关肿瘤的医方，将在下文《外科方》中介绍，兹不重复。

妇科方

　　浙江是我国著名的文物之邦，地灵人杰，自古以来孕育出许多卓越的人物。在中医药领域，更是人才辈出，代有名流。于是，浙江的中医世家林立，构成一幅绚丽多彩的图画。以中医妇科（古称女科）来说，唐末、五代即有萧山竹林氏女科，北宋有绍兴石门槛女科，南宋有桐乡陈木扇女科，明代有宁波宋氏妇科崛起。近千年来医灯传焰，不绝如缕，至今尚可约略觅及其传人。

　　陈木扇妇科起于南宋初年，因陈沂为宋后宫治病甚效，钦赐一扇，持之即可直入。后代以此为荣，特制木扇悬于宅外以为标榜，世称陈木扇妇科。至上世纪八十年代初，尚有两家后裔流传，即陈大堃与陈尚志。至清代，陈木扇主要居桐乡，陈大堃以参加省医史分会活动与余相交多年，图69即其所书方，论案甚精详。病者系室女，漏久阴血两亏，所用滋水涵木汤为其祖上家传，以多用贝类为其特色。

　　五代时，萧山竹林寺即有妇科崛起。南宋时之高僧静暹（字晓庵），从佛教之"五明"学而精中医，尤以妇科驰名。其徒子、徒孙传其学，使萧山竹林寺妇科之名益著。后来，并传于俗家弟子，如同邑之孙氏。图70之方，上端印有"竹林孙氏女科"，右下印有"燕兜村儒医孙蓉第授男孟卿诊"。左下印有"兼内外妇小儿科"，所以本方非妇科方。

　　如论中医之临床分科，古有十三科。然而并非截然而分，大多医者内、妇、儿科都看。因此，本书中之妇科方为数不少，如图60为南京国医大师徐景藩之方。

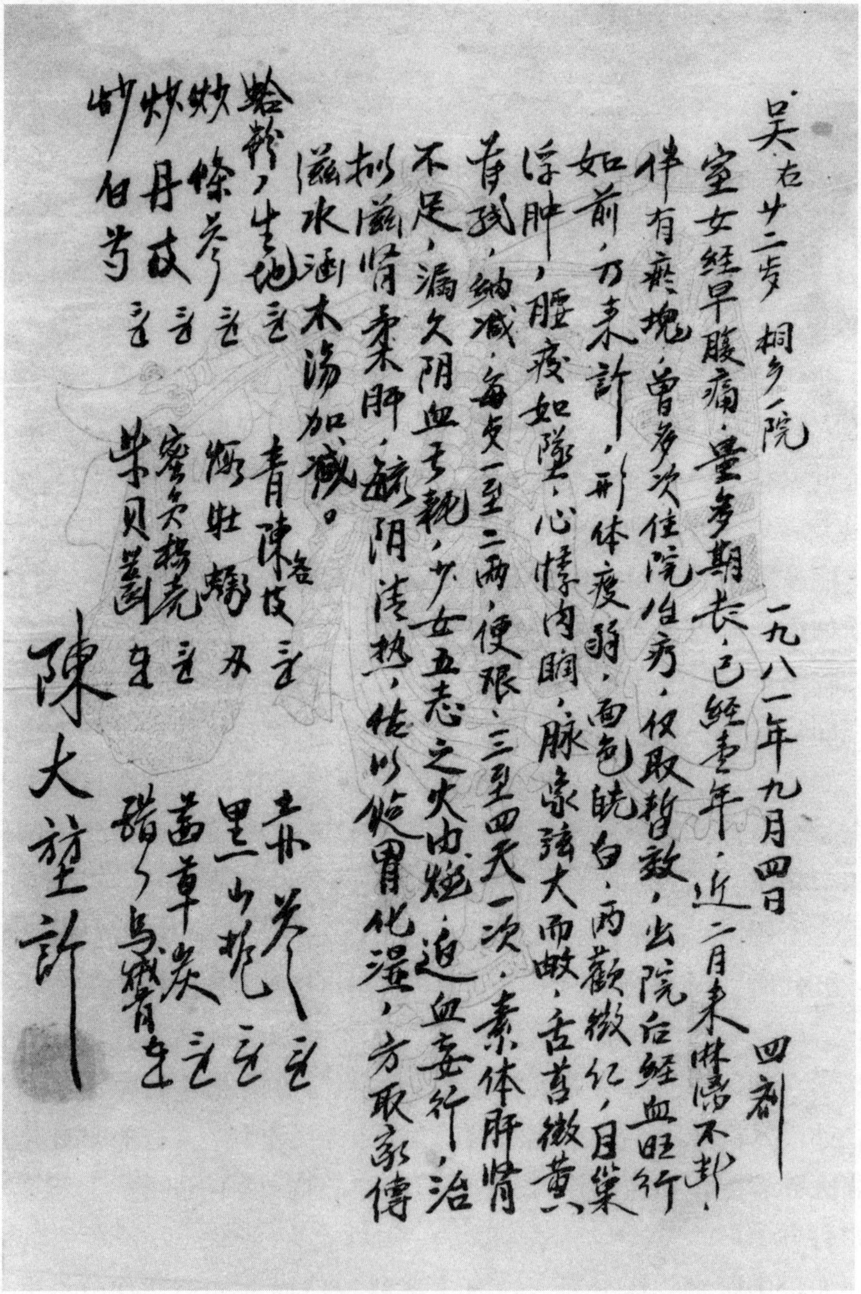

吴左 廿二岁 桐乡人院　　　　　一九八一年九月四日　四剂

室女经早腹痛,量多期长,已经秦年,近二月来时漏不卧,伴有瘀块,曾多次住院佐疗,仅取暂效,出院后经血旺行,如前,方来许,形体疲弱,面色晄白,两颧微红,目眶微黄,浮肿,腰疫如堕,心悸肉瞤,脉象弦大而畋,舌苔微黄,营残,纳减,每至一至二两,便艰,三至四天一次,素体肝肾不足,漏久阴血亏虚,少女五志之火由炽,迫血妄行,治拟滋肾柔肝,敛阴渍热,佐以使胃化湿,方取家传滋水涵木汤加减。

青陈皮各三钱
煅牡蛎五钱
赤芍三钱
黑山栀三钱
黄草炭三钱
怀山栀三钱
蜜炙椿花五钱
柴贝斛五钱
蛤粉炒生地五钱
炒条芩三钱
炒丹皮三钱
妙白芍三钱

陈大堃许

图69　陈大堃处方

· 94 ·

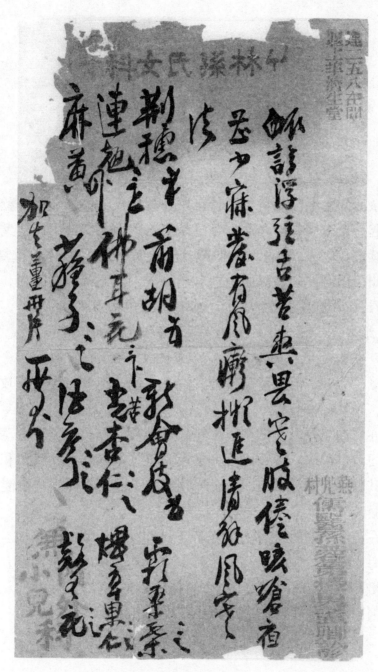

图70　孙蓉弟处方

儿科方

就余所知之浙江儿科世医，自以平湖戈氏为最知夕。自乾隆时戈朝荣崛起，至今尚在世之戈志良已是第八代。戈氏自第四代戈秋堂以来，连续五代之方，本书均加收藏，见图1至图5，此不再重复。

杭州民国时有二名医骆也梅与耿亦安，虽不标榜为儿科，而从所治疾人看，小儿实是为数不少。本书《骆也梅方人间一绝》，共收其处方10纸（图34－43）。其中，病人为小儿者（以"官"或"官官"为统称）共有5纸，适占一半。今以图41之李官官方为例。证见肌热、咳嗽、咽肿，治以清热肃肺。清中有润，不致过度苦寒攻伐；肃而兼通，则其症易解矣。

耿亦安治李孩方（图71），其病机为暑、湿、热三者熏蒸，见症身热、便溏、躁闹。耿氏以蒿、藿梗与银花解其病机，又以枳、朴与槟榔舒其肺脾，以薏、苓、木通解其黏腻。因处方得当，故能"一帖不哭，溏减"。

余在沪学中医时，与沪上著名儿科世医王玉润颇为相知。王氏后升任上海中医学院院长。其临床特点为诊断与用药均极细腻，因而方中之药数每在12味以上。图72为他治顾姓6岁女孩之方，共用14药，病因阳虚湿滞，症见全身浮肿，故需用温阳制水之法。

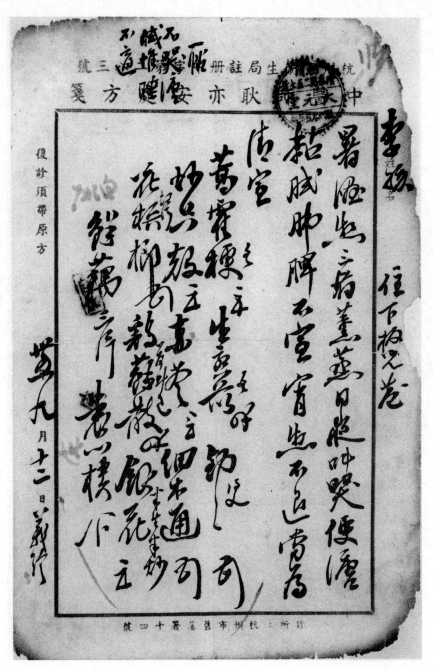

图 71　耿亦安处方

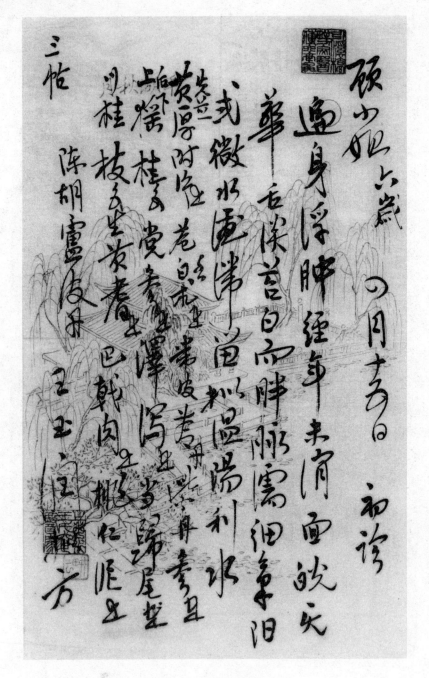

图72　王玉润处方

外科方

如今，中外人士都相信汉代名医华佗确能为病人动手术。其所用的麻沸散，也是有史以来的麻醉药先驱。可是由于曹操的加害，英才夭折，医术无传。尽管如此，中医外科也是非常重要的。

余在上海学中医时，外科的老师有两位：顾伯华与夏少农。虽然中、西异系，究竟大家都是外科同道，所以比一般的师生关系又亲近得多。在《中国百年百名中医临床家丛书》中，曾述及顾筱岩与顾伯华。

顾伯华医道精深，而且为人热心。他不但为我写过处方，并曾以其先人的旧方一纸为赠。顾伯华方（图53）为治中年妇女乳癖，虽皮表光滑，但未经活体检查，谁也无法断定其为良性或是恶性。病人害怕手术，故来求治。顾老详记其症状、四诊与病机，治法则以疏肝郁、调冲任为主，亦扶正与祛邪兼顾之意。鹿角片与小金丹为外科重症所常用。

夏氏为浙江德清外科世医。传至其孙夏墨农，则享大名于沪杭间。其曾孙少农，为上海中医学院外科老师，余曾亲沐春风化雨。图73方之左下，钤有楷书"夏氏松泉专治外科"章。病人为肾癌。癌古作岩，为中医外科（古称疡科）四绝证之一。夏氏并不谈癌色变，而认为"调护得宜，可以带病延年"。方中用药，以扶正固本为主，从八珍汤化裁。老年久病之患者，万勿再期解毒、攻瘀之可功。此等机变处，学者谨记。

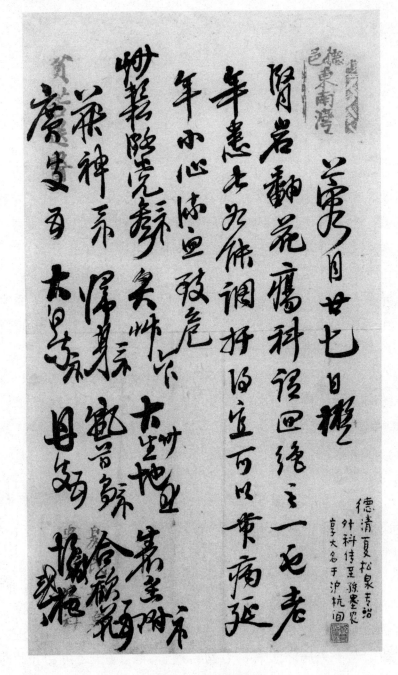

图73 夏少农处方

喉科与针灸方

江苏的喉科，人才辈出。本书所收，仅图48一方，此方为张赞臣先生写赠。所治喉痹焮红燥灼，清热降火、宣邪利咽之外，又当助以育阴润肺，才能克奏全功。张氏热心中医事业，颇多建树。余甚佩之。其沪上有二居所，均曾往谒，颇蒙恩遇。

中医体系中之针灸，以其易学易行，并见效神速之特点，故易为学者与病家所接受。如今世界上许多国家与地区，都有针灸医生。东方以日本，西方以法国为大本营。如以北美地区（美国、加拿大）为例，针灸医生需经考试合格后，发给开业执照才可开业，否则即属违法。而在他们的FDA（食品药品管理署）概念中，中医属食品（F），而非药品（D）。所以，中医开方给病家就像介绍他服凉茶一样，不必发给开业执照，即可行医。

针灸在临床上的学理、诊断与理法固与中医基本上一样。中医的遣药配方，与针灸的选穴、手法，也一脉相通。余老友程莘农（中国中医科学院）为首届国医大师，余与其相交数十年之久。本业之外，我又同他一样业余爱好书法、篆刻。而且，他的甥女又是我的学生。图59为他特别用心为我写就之针治验例，不但病案完整，而且理法、取穴、针法（包括用针类型、手法、留针时间）等，均一一载明。程氏很早即系中医学部委员，又因来访问、学习的外国人颇多，堪称桃李满天下。

南京邱茂良教授，曾任中华针灸学会会长，与程莘农可称南北双峰。邱教授也曾应我所求，写了一张针灸处方（图51）。此方为治痢下赤白而设，病案、理法、取穴、针法悉备，比之程莘农，较为简略而已。

膏 方

　　膏滋，是治疗虚损症的最好方法。因为多于冬日应用，所以又称冬令补膏。医生开膏方时，一是病情、体质等要分析透彻，二是在用药品种与分量上都比平日要大数倍，所以诊金也比一般门诊要高。有些地区，甚至有"一膏十诊"之规矩。

　　本书收有两位国医大师之膏方。北京中医学院颜正华之膏方见图55，治肾病之气阴两亏，用八珍汤、六味地黄丸化裁进治，十分王道。南通市中医院朱良春之膏方见图45，治先后天不足、阴阳气血俱虚，用八珍汤加紫河车等治之，以有先天不足之故也。

　　我校已故朱古亭教授，浙江长兴人，自幼习医并临模元朝著名画家赵子昂之书体。我校有三人是国家级书法家协会会员，即朱老、我与沈浪泳。所以这张膏方（图74）不妨医书兼赏。另录湖南之首批国家级名医刘炳凡（图47）膏方。此方虽仅5味药，而配伍得当，疗效甚佳，值得取法。

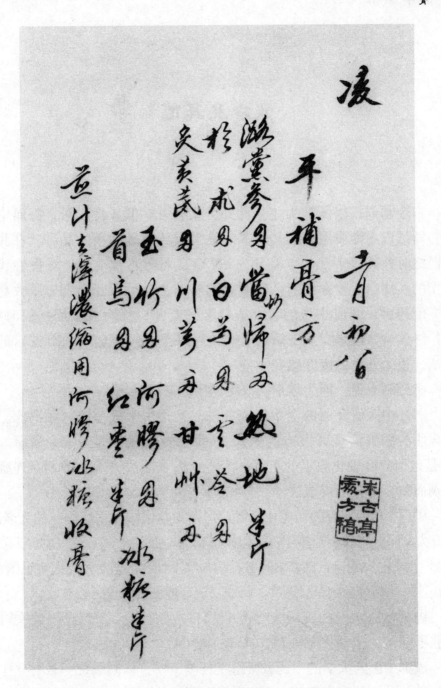

图74　朱古亭处方

散方及其他

古今制剂，以汤剂为主。此外，又有丸、散、膏、丹，都属中成药，即可以立即服用也。丸药本来是中成药中最常用的品种。在我学中医之时并其后十几年（1956～1972），丸药还较常用。对慢性比较定型的疾病，医生在汤剂已经取效的基础上，可以开出丸方。大药店按方配药后，制成小型的水丸或较大的蜜丸，交病人服用一段时期。我始终认为，这是有利于病人（从治疗以至时间与金钱的节省）的好方法，很为丸药的废弃感到可惜。

将药制成粉，即为散剂。既可内服，又可外用。

浙江中医研究所的老中医宋鞠舫，又是中医教育家与藏书家。今日出版的朝鲜巨著《医方类聚》，属世界性宝藏，即为宋老所藏。图24是他治疗肝硬化腹水的验案，为避免进水而改汤剂为散剂，连服四大剂而愈，十分值得取法。

中国中医研究院的岳美中医师，可谓为新中国成立后崛起的大名医，河北人。岳老与我相知多年，不但医道精深，而且诗词一流。他曾为我的《春晖寸草集》题诗，许多文科教授均自叹不如。岳老治发秃之方见图52，以茯苓一味制为散剂，日两次，每服二钱。连服两月，居然有效。

内蒙古医学院的国医大师苏荣扎布（蒙医），曾为我用蒙文写过一张七味散，主治失眠狂躁，甚效（图64）。

成都中医药大学的中药教研组主任凌一揆，以同编统一教材《中药学》之故，与我相交多年。由于各种际遇，他不但升为院长，并任全国中医教材编委会主任委员。他给我写了一张验方，治头风甚效，见图

75。方中只3味中药，与茶叶合研为散剂，可以内服，亦可微煎服。

　　桐乡袁道厚，原来是中医，近三十年和我一样厕身于书画、篆刻界中。他以潇洒的行草为我写的经验方（图65），系用三味中药研为散剂，加鲜仙人掌汁调敷，治疗面神经瘫痪。

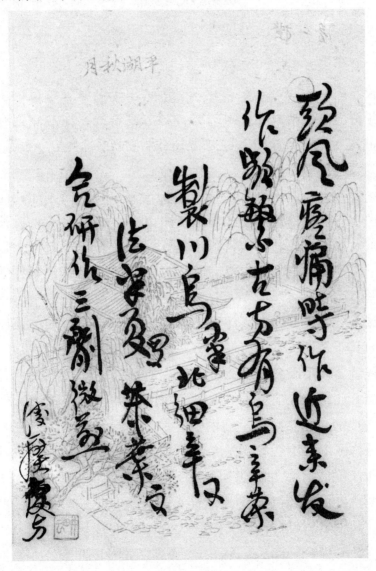

图75　凌一揆处方

奇特选方

我校已故的罗鸣岐、蔡鑫培两公，皆出于名医陈绍裘门下，寒舍收集多年终得陈绍裘一纸（图22）。该方之奇处，在左侧列有全部门人之各单：上部"卒业门人"之下，有罗鸣岐等24人；下部"门人"之下，列蔡鑫培等4人。

中医处方上，偶见因医生诊务太忙，复诊时就原方加减而书于其上。如沪上名医恽铁樵的一张处方（图20）上，即列有两次诊疗的记录。民国时杭州名医耿亦安，每于复诊时将效验记于前方上端。如图76上记："一帖，不哭，溏减，唯睡不熟。"录旧方而注明疗效者，如图24、图52等。

马臧谦方（图66）上有两处特别：一为附方义说明，兼以此代脉案；二为其药之量，不但有"五分"，更有"八分"与"四分"，竟无一种整钱者。在中医名家中，也有不少对民间草药很感兴趣者。这在新中国成立前就十分罕见了。图77为南京名医王凤高之方，他只用两味草药（地锦与辣蓼）治重症痢下赤白。王氏善书法，并注明系左腕所书，可称两奇。中医在遇危急重症时，多有在方上载明之习惯。今此清代浙江德清著名外科名家夏松泉之处方（图73），起首即写明："肾岩翻花，疡科谓四色之一也。老年患此，如能调护得宜，可以带病延年。"可见，古代医师既不讳疾，也不谈癌色变。

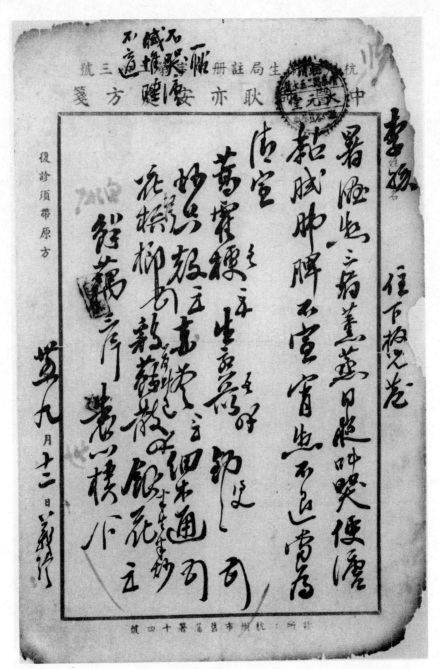

图 76　耿亦安处方

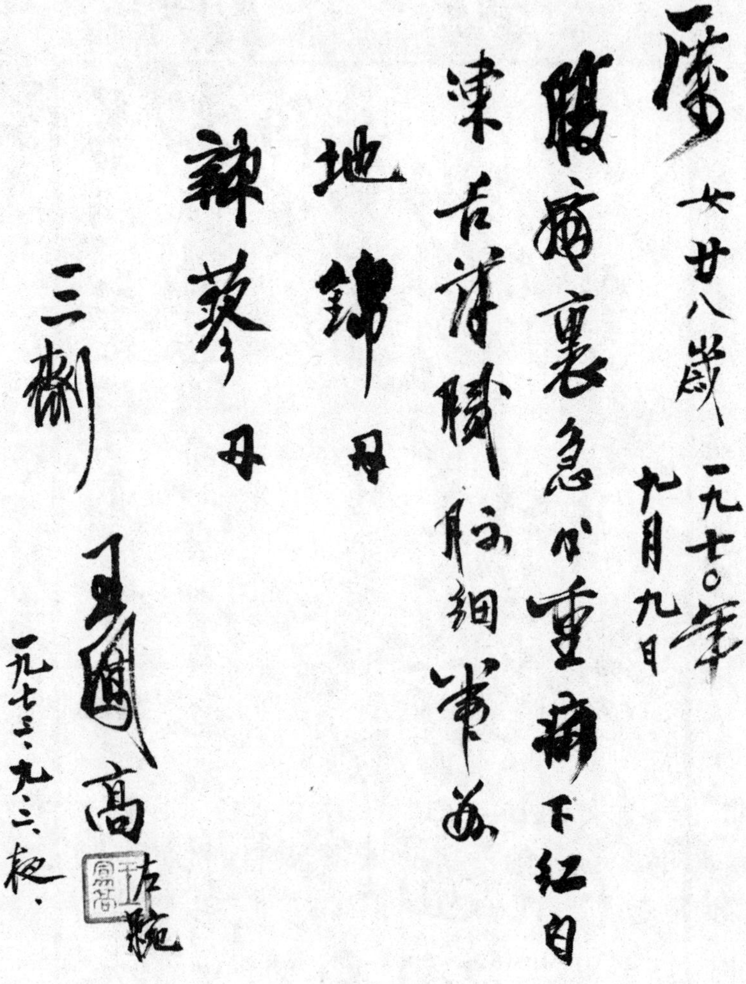

图 77　王凤高处方

从用药数量论方

中医，当然是以药治为主体的。针灸、推拿、气功等，都是中医的特殊疗法。综观全球，你将会发现这样一个事实：作为分支的针灸远比药治普遍得多。在西方世界，尤其如此。在美国，法律上只承认针灸医师。这个现象的形成，其因素是多方面的。谁也不能否认，处方上的困难是个重要因素。现代中医的处方，往往开 6 ~ 12 味药。如何选择药物？如何配伍组方？为什么用这几味，而不用其他类似药？用量上为什么会有较大的差距？少开几味行不行？一系列问题，在书里往往找不到答案。于是，初学中医的人大多闯过了理论关，初步掌握了辨证方法以后，被卡在处方这个关隘上了。经过一段时间的摸索与困惑后，大部分人退却了。而有了以上理论与辨证基础的人，转而去学针灸，很快地就能够立竿见影，取得成效。

因此，多少年来笔者就强烈地认为：有必要提出一个既简单、容易而又有效的处方学系统，指导初学者（尤其是西方人）学习中医的方剂，尽快地起步处方。1989 年 8 月 27 日，在美国汉方医药研究所（Oriental Healing Arts Institute）的一次学术报告会上，笔者做了题为《简易效方》（Concise, Easy and Effective Formulas）的报告，作为贯彻上述想法的尝试。听众普遍感兴趣，并予以赞许。可见，这一想法是有道理的。那次报告，大约讲到40个处方，都符合"简、易、效"的特点，所有方子均不超过四味药。

报告会后，笔者又经过对古今中外文献的周详的整理，结合自己数十年的研究心得与临床经验，写成《简易效方》一书。该书共收载

526 个方剂（均不超过五味组成）与 263 组药对，在完善的理论系统指导下，涉及 11 类 100 种疾病的辨证施治。海内外中医界多认为，该书的确能够帮助读者的处方起步。

关于一张方子由多少药组成的问题，笔者曾提出以 6～12 药为核心，这是基于以下两个研究：一是从所收集的古今名医万余张方子所得的印象，一般是一行 3 味药，三行后再加一两味。当然，也有一行 4 味，写成三行的。本书所收 81 方，也是如此。我的另一项研究，是以中医四大经典中的两大临床经典，即《伤寒论》与《金匮要略》所有的方加以统计，不超过 7 味药组成者占 89%，可说是占绝大多数了。拙著《简易效方》不超过 5 味药，而两大临床经典中不超过五味药者，也占 70%。另一研究，详见拙著《经方中药研究集成》（中医古籍出版社）。

本书所收 81 方中，一味药成方者，如北京岳美中的"一味茯苓饮治发秃"（图 52）；二味药成方者，如南京王凤高用地锦、辣蓼治痢下红白（图 77）；三味药成方者，如浙江袁道厚以白附子、僵蚕、全蝎治面瘫（图 65）；四味药成方者共有两家：广州的邓铁涛（图 44）和成都的凌一揆（图 75）。以上是药数最少的处方。由 12 味药以上组方者，例如：浙江陆维钊 13 味（图 30）；上海王玉润（图 72）与昆山的潘道根（图 18），都是 14 味；上海的御医陈莲舫方（图 19）为 15 味。浙江宋鞠舫之方（图 24）虽用药 20 味，但此非汤剂，而为丸剂。丸剂与膏方的用药，一般的药味数在汤剂的一倍以上，多者可三四十味。以上所述，均为正常情况。近年，由于公私单位纷纷开设门诊与名医馆，走穴应诊的所谓名医，不少人以有药价提成之故，往往多开药与开贵药。我就见到汤剂一开三四十味的"名医"。为此，杭州市曾发文，一方不得超过 18 味药。

书法选方

　　中国自古有"不为良相，则为良医"之说，故医者多以儒为基础，对于文史与书法，多有深厚的功底。欣赏一张处方，医药以外，首为书法。以上所述方中，如张宗祥、马一浮、陆维钊、诸乐三等，在今日社会中，恐怕只把他们当书法家来对待。如今再选以下几家，戴、徐、左以医名世，吴、洪、袁以书画享誉。河南戴干臣（图78）写的瘦金体，系宋朝徽宗所创的一种书体。上海徐嵩年之牵丝行草（图79）医书同工。湖州之吴迪盦为浙江之著名金石书画家，曾任湖州美协主席，其方（图80）之书法自然不同凡响。别看吴氏并非医生，他用辛开苦降法治胃肠道疾病，在当地是颇具声名的。

　　一般人均用右手书写，因此左手书属特异品种，如南京中医学院附属医院之王凤高所写方（图75），即注明"左腕"。王氏留心民间草药，此方即用地锦、辣蓼以治痢疾。古称"书如其人"，确有其事。浙江洪丕谟之幽默（图81）与袁道厚之潇洒（图65），各得其趣。洪、袁两位和我一样，虽均出身医林，而晚年均以艺术名世。

　　其实，本书所收方中书法甚精妙者，其实不少。例如：戈秋堂（图1）、骆也梅（图39）、何公旦（图10）、朱古亭（图74）、陆芷青（图68）、程莘农（图59）、路志正（图46）、张赞臣（图48）、张镜人（图49）、耿亦安（图71）等。

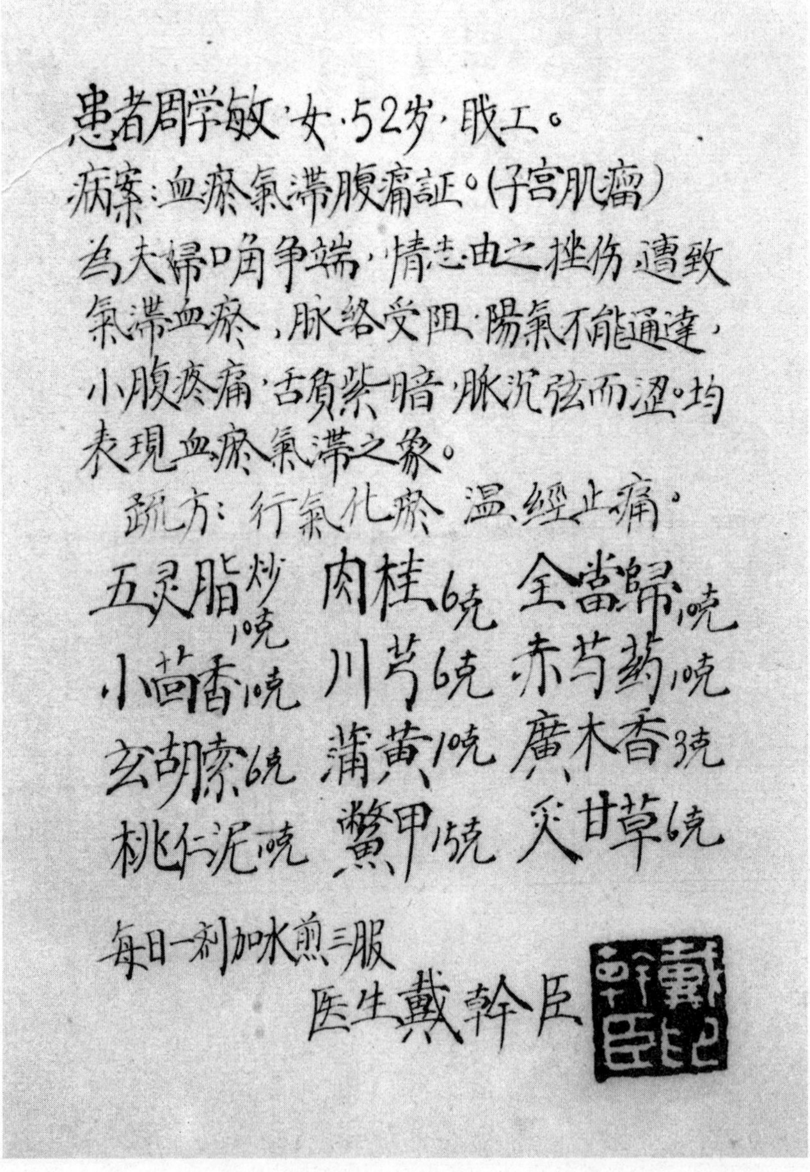

患者周学敏·女·52岁·职工。

病案：血瘀氣滞腹痛証。(子宫肌瘤)

为夫婦口角争端·情志曲之挫伤 遗致氣滞血瘀·脉络受阻·陽氣不能通達·小腹疼痛·舌質紫暗·脉沉弦而涩·均表現血瘀氣滞之象。

疏方：行氣化瘀 温經止痛·

五灵脂 炒 1克	肉桂 6克	全當歸 1克
小茴香 1克	川芎 6克	赤芍藥 1克
玄胡索 6克	蒲黄 1克	廣木香 3克
桃仁泥 1克	鱉甲 1克	炙甘草 6克

每日一剂加水煎三服

医生 戴幹臣 〔印章：戴幹臣〕

图78　戴干臣处方

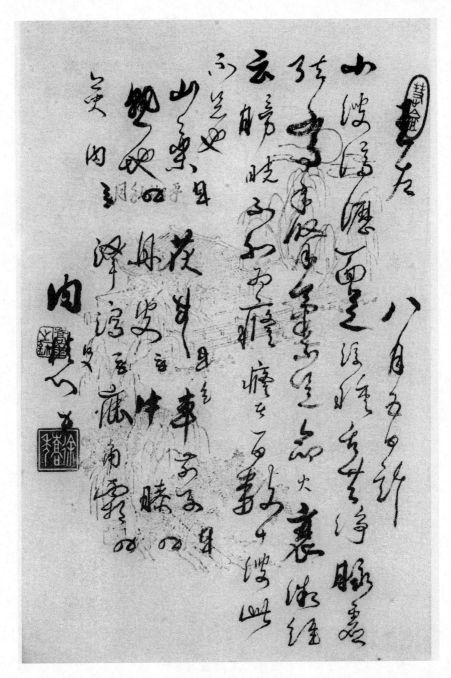

图 79　徐嵩年处方

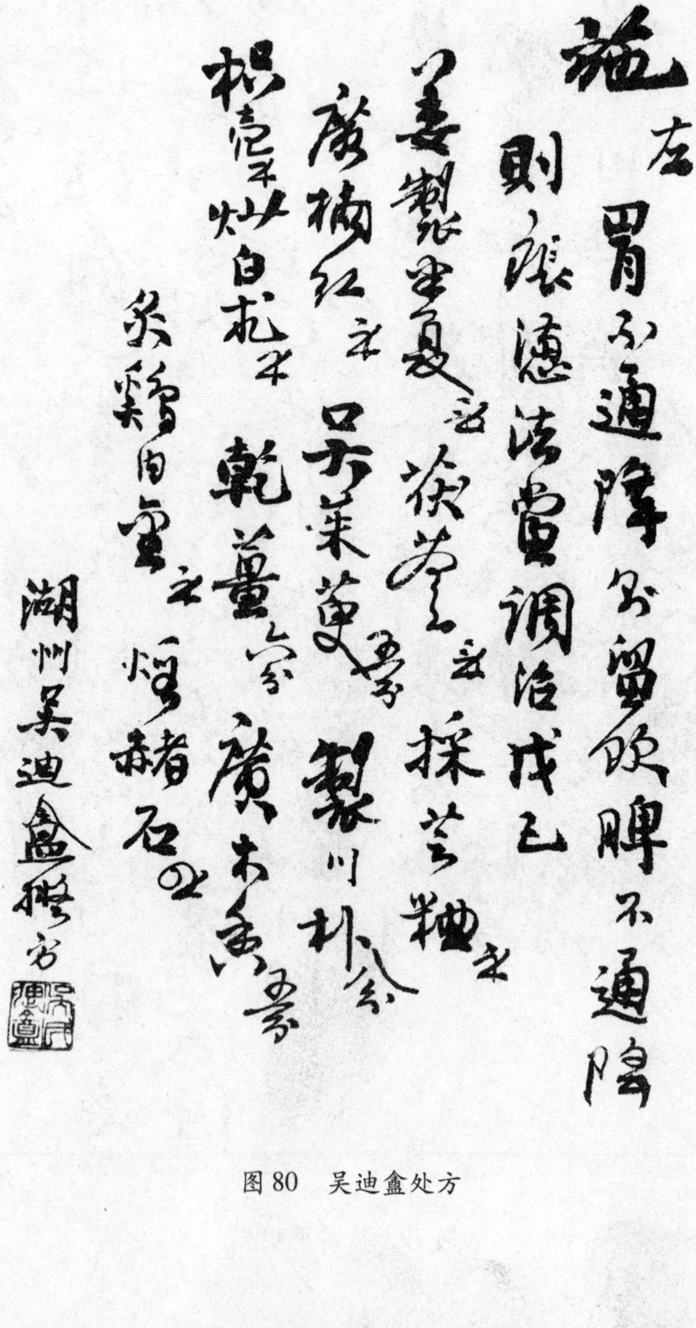

議
右
胃不通降則留飲脾不通陽
則脹滿法當調治戊己
姜製半夏二钱 茯苓三钱 採芸麯三钱
廣橘紅一钱 吴茱萸五分 製川朴八分
枳殼一钱 炒白朮一钱 乾薑三分 廣木香五分
炙鷄内金一钱 煅赭石四钱
湖州吴迪盦擬方

图80 吴迪盦处方

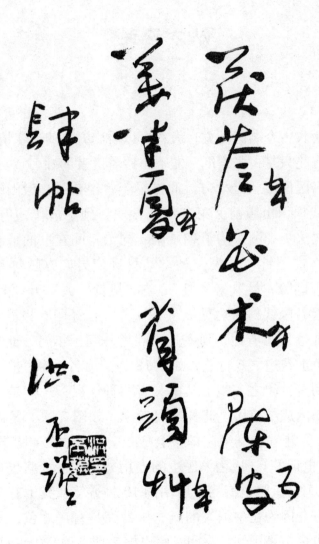

图 81　洪丕谟处方

从方论笺

从本书所收古今名医处方，大约可以看出方笺的递变情况。

最早的方笺只是一张素纸，左下角钤着医者的姓名章。如图 16 为明末时杭州名医倪汀兰之处方。此方早年曾经裱过，但因年代久远而上下端十分残损。出版前又第二次托裱固。到了清代，仍沿用素笺，先钤印备用之法。如图 1 为清朝咸丰、同治年间在世的平湖戈秋堂之处方。此方在左下钤"平湖戈秋堂幼科痧痘男妇方脉"及"当湖世医"印，右上则钤"姓"及"住"，右下则钤"月"及"日"。

清初嘉善名医钱梅庵之处方（图 17），已经印有极简单的红线 8 行笺。原藏者也只知清初，到底是康熙还是雍正年间，也难断言。稍后，则有双色加花边之 6 行笺，如图 18 为昆山名医潘道根之方。

再后，则有专印之方笺。其中又有两种情况：一种是由某团体印出，由该团体内成员应用。此种情况较少，如图 2 的"平湖医学会制笺"（双钩），处方者戈菊庄即该会成员。另一种是印出医生的姓名（甚至住址、电话等），成为该医生的专用方。本书《骆也梅方天下一绝》，共收民国名医骆也梅一生所用的 10 种方笺，其中有 7 种是不同印刷的专用方。因为在中国人的概念中，红是喜庆之色，所以中医师的专用方笺也多数是用红色来印。骆也梅 7 种专用笺中，只有图 36 是宝蓝色的（估计是最早印的），其他 6 种都是红色。除了"国医骆也梅处方笺"外，有两种在其上更有"杭州市卫生局注册中字第二号"图 34、40），以为标榜。左上多有"复诊须带原方"字样，左下则为骆氏之地址（图 36－40）。由于用字之多少、字体、纸质、颜色、有无括号等的不同，骆氏专用方笺即有 7 种之多。加上非专用笺，共有 10 种。

中医师的专用笺，一般是他自己花钱印的，但也有的是亲友、学生、病家等印赠的。再后些时候，则系公私医疗机构印出，改用洋纸，黑色铅印。图 15 杨蛰庐方与图 20 恽铁樵方，均印有"门人（或受业）某某侍诊"字样，很可能系门人花钱印赠的。这对门人将来的出道，自有很大的好处。如果医生家里有电话，自必加印于地址之附近。如图 22 陈绍裘方与图 20 恽铁樵方。恽方之左上角不胜其烦地印有门诊时间、诊金多少、出诊条例等，有 60 余字之多；而陈方则详列已毕业学生 24 人与在学弟子 4 人之姓名籍贯。此外，加拿大多伦多市老中医袁玉培的处方（图 64）左上详列他在香港时的衔头共计 21 项。上述三方，可称方中奇品。

本书《从古医方看中医的传承》中，曾论及有关初阶的"侍诊"与高价的"代诊"情况，在此就不重复了。

有些方笺虽不规范，其实也是专用之列。如图 23，左下印的是"嘉定张山雷启事笺"，图 28 左下印的是"智林图书馆"，该馆是马一浮的私人图书馆。

本书之名医处方可分两大类：一是前贤旧方，多从市场购得，也有师友相赠或书画文物交换而来的；二是备好精印的水印笺（如西湖十景笺等），求前辈与同道所写。有些笺纸，甚至是我自己水印的。

万方楼里品墨香

——寻访名医处方真迹

于伟　陈健　浙江省中医院

杭州古城，人文荟萃。"万方楼"里，砚墨飘香。在金秋十月一个阳光明媚的上午，空气中弥漫着桂花的清香，为寻访历代名医处方真迹，浙江省中医院沈敏鹤副院长一行三人，叩响了"万方楼"主人林乾良教授的家门。林乾良，浙江中医药大学资深教授，从教40余年。林先生藏方万张，故其寓所称为"万方楼"。攀谈间我们得知，林乾良教授，号印迷，福州人氏。幼时即随邻治印，青年时期负笈于浙江大学。1956年赴沪，参加卫生部主办的西医学习中医研究班，成为中国第一代西学中者。先生业医而酷爱篆刻、书画，广交天下印人，潜心研究印学，先后拜陆维钊、韩登安、沙孟海三大名家为师。先生以印为乐，老而弥笃，富收藏，尤以印人作品闻名海内外。现为中国书法家协会会员、西泠印社成员，又为西湖印社、龙渊印社、秦岭印社及美国金石社之名誉社长等。先生曾赴美国、加拿大讲学并展览，先后在专业报刊发表文章两百余篇。著有《瓦当印谱》、《方寸万千》、《西泠八家研究》、《篆刻三字歌》等。

林先生所藏处方真迹，从明清年间至今。以江浙地区为主，遍布全国，并及海外。有北平四大名医之一的萧龙友的墨宝，有从儒通医的张宗祥、马一浮的手迹，也有书画名家陆维钊、赵晴初、何公旦、诸乐三等的作品。林先生以为，观方有四大看点：一为中医药，自属主体。方前均有脉案，详其四诊八纲，理法辨析，遣方用药，各有法度可循。二为书法。古今名医多有较深的文学和书法功底，其中如赵晴初、何公旦、诸乐三等，均以诗文、书画名世。三为工商、经济。处方上多遗留各方面信息，如药店钤章、校对制度、印花票税、药物价格等。四为名人与文物。不但医者为名家，病者或亦名流。如浙江名医何公旦的处方。何公旦乃清代名医，号颂华，幼年勤习举子业，因而诗文、书画并精，又能治印，从儒通医，研究精深，临诊多效，故声名大噪，求医者踵相接，有远自湘、滇、鲁、粤诸省前来诊者。何氏又多才艺，多与当世之文人雅士往还。从其所书处方，可见其书法精妙，挥洒自然，运笔多变。本书图10为民国初年之浙江省省长，所书处方，系浙江省长公署之专用八行笺，其左下方有8字印出。

　　上下五千年的中国传统文化是悠久灿烂的。从文明的曙光在东方大地上升起至今，中国传统的哲学、天文、地理、历法、数学、化学，以及诗歌、辞赋、绘画、雕塑、音乐等，与中医一起，构建了中国传统文化的辉煌殿堂。中医在中国的土地上迁延数千年之久，药物从数百种增加到数千种乃至上万种，方剂从数百首增加到数万首乃至数十万首，文献从医经七家、经方十一家增加到洋洋万种之多。理论的更新、方法的丰富、技术的创新、疗效的提高，自不必言说，但其内在精神则一直是稳定的。从这个意义上讲，中医在它的千年之旅中，是变而不变的。变的是形态与数量，不变的是精神。中医植根于中国传统文化的土壤之中，蕴含着中国传统文化的精神内涵，深烙着中华民族的精神印记，与中国传统文化的其他形态相为连通，共成一体，丰富着中国传统文化的精神内涵和外在形式。中医学有着中华民族固有的传统文化和哲学基础，是中华民族的文化符号。

（原载《中国中医药报》2008 年 11 月 3 期）

老教授耗时半世纪收藏万张名医处方

自古以来，中医名家中不乏学识渊博的名贤儒医，他们的处方中遣词造句的儒雅和书法艺术的精湛交相辉映。在中医学界，一张好的处方非常珍贵。浙江在线报道，家住杭州大学路的林乾良教授，是一名地道的收藏家。他有一嗜好：收藏名家处方。林乾良教授从 1957 年开始收藏名医处方，经过半个多世纪，共收藏了 12000 多张名医处方，而且每张处方背后都有故事。为此，林乾良教授的处所得了一个雅号，名为"万方楼"。

虽已是 78 岁的高龄，林乾良身体依然健朗。由于每张处方大小不一，有的过于陈旧，一不小心就很容易损坏，处方藏品的整理工作也颇为费力。林老将每张处方都经过托底，按时间顺序和不同地区，整齐划一地搞了几十本，光目录就有几大本。

林老收集的处方中，有很多名家亲笔书写的处方，如一代儒宗国学大师马一浮、西泠印社原社长张宗祥、辛亥革命领导者施今墨等。"起先，我听人说有这些名人开的处方时，我还不相信，但等到我看到了，我激动得实在不行。"林老说，这些处方的价值已今非昔比。为了得到这些珍贵的处方，他费了不少心思。在寻觅、收集名医处方真迹的过程中，遇到过许多困难，有的要用真诚去打动，有的是用高价书画去交换，或者是辗转托人去求得。

林老认为，收藏名医处方，有三方面的意义。首先，名医处方真迹上有病人的一般情况介绍、病状和医者的诊断思考、遣方用药，如实记录了医者的治疗活动，是其医疗实践的真实记录。二是许多名医有很深的文字、书法功底、一张处方无疑也是一个书法作品。三是这些处方上还有很多当年去药房抓药时的药房堂章、印花税票之类，从中可以了解当时人们的生活状态、人情世故。

（原载美国《星岛日报》2009 年 9 月 22 期）

小处方，大文化

王家葵　成都中医药大学

作为药理老师，以前每年都有一次课，为临床医学专业的同学讲授处方知识。虽然谈论的是西医处方，但针对处方书写潦草等问题，我会将清代《吴医汇讲》中《书方宜人共识说》一段议论抄写在黑板上："又有医人工于草书者，医案人或不识，所系尚无轻重；至于药名，则药铺中人，岂能尽识草书乎？孟浪者约略撮之而贻误，小心者往返询问而羁延。可否相约同人，凡书方案，字期清爽，药期共晓。"

在电子时代，用粉笔"抄写"，实属"老土"行为。我当然准备得有完整的课件，可是总觉得亲自抄写这段话，对学生有特别的意义。出于这样的怀旧情绪，收到印坛老辈林乾良先生赐下的《中国古今名医处方真迹集珍》，欢喜之情可想而知。

收藏门类甚多，而以中医处方为对象的专题收藏，林乾良先生应该是古今第一人。该书从林先生"万方楼"藏品中精选143位医家的152份处方编辑而成，共分26个专题，另外附录"电脑处方"数张，暗示未来处方的发展方向。

收藏的意义不仅在于网罗珍罕，藏品如果能为某一学术问题提供证明，则是收藏之升华。本书是林先生丰富藏品之一脔，阅读者自可以从中品赏书法，认识名医，而我更愿意站在医学史的立场进行体会，将之作为研究医学文化的佐证。

三世医学

《礼记·曲礼下》云："医不三世，不服其药。"此句历来两说，唐代孔颖达认为，"三世"是指《黄帝针灸》、《神农本草》、《素女脉诀》三部医书。说通晓三著，始可方医。孔颖达注疏的灵感或许来自唐代国家医药考试制度，可在先秦时代，这些医书尚未问世，无从学起。倒是宋末陈澔《礼记集说》的注解近于情理："医三世，治人多，用物熟矣。"因为名头不够大，后人多数支持孔说。清代梁章钜直讥陈澔为"俗解"，《浪迹丛谈》卷八说："若必三世相承而然后可服其药，将祖父二世行医，终无服其药者矣。"

梁章钜的意思是，如果三世指祖父孙三代，那第一代、第二代行医的时候，根本不会有病人上门。这话看似有道理，仔细推敲却站不住脚。治病寻求三世医，在于其经验丰富。而求三世医治病，士大夫始能办到，下层人士无此条件，故不必虑祖父二世行医无服其药者。

《中国古今名医处方真迹遗珍》开篇收录平湖戈氏五代医方、嘉善吴氏四代方、绍兴赵氏四代方、海盐郭氏三代方。该书第一页是戈秋堂的处方，上面钤有一枚朱文印章"当湖世医"。平湖戈氏儿科乾隆年间由戈朝荣开创，传至戈秋堂为第四代，"世医"称谓受之无愧——其所依据的，也正是"医不三世，不服其药"的典故。

儒医传统

回顾医学史，两晋、隋唐名医往往具有道教背景，这与道教长生不老的信仰有关。宋代以降，则有较多的文人儒士参与医学活动，从苏轼、沈括，到晚近的陆润庠、章太炎，皆是个中翘楚。"儒医"群体的形成，主要源于儒家养老奉亲的传统；另一方面，行医也不失为仕途蹭蹬文人的一项谋生手段，美言之，就如范仲淹所说，"不为良相，则为良医。"

该书在"两大儒宗之医方"标题下，收灵张宗祥、马一浮手写的处方。张宗祥是文献大家，主持恢复浙江文澜阁四库全书，功莫大焉；马一浮通晓中西学术，卒以理学为旨归。两位皆不愧"儒宗"之称。除张、马以外，书中归入"皇城三大名医"的萧龙友，归入"上海名医"的恽铁樵、程门雪，也无惭"儒医"。

尤其有意思的是，"明清间名医选方"标题下，清初嘉善钱梅庵处方上钤盖朱文巨印，上面镌刻"儒医钱梅庵专治虚症"九字；无独有偶，"浙江三大妇科"标题下，孙孟卿的处方上也盖有"儒医"字样。这些都隐约透露出当时社会对"儒医"的追捧。

本书还收录有清末陈莲舫的处方。莲舫是青浦名医，世代业医，又有文名，大约也可以自称"世医"或者"儒医"，可是这份处方左下角钤盖的却是"戊戌征士"四个字。这是标榜自己由两江总督刘坤一、湖广总督张之洞联名保荐，光绪二十四年戊戌（1898年）入京，会诊光绪皇帝的辉煌履历。由此看来，清末民初，"御医"似乎较"世医"、"儒医"更加叫座。

艺术一脉

对收藏家来说，求奇最为乐趣之所在。处方是医家的书法，如果能够觅得书画家的处方，或者医家的书画，收藏快感倍增。

留下处方墨迹的古代书法家，似乎只有傅山一人，而林先生的藏品中，不仅有"儒医"张宗祥、马一浮的处方。该有陆维钊、诸乐三两家的处方。该书为此专门设立一个标题"两大书画家之医方"。诸乐三曾在上海中医专门学校学习，行医本当行；陆维钊毕业于南京高等师范，后来执教浙江美院，创设书法篆刻科，未闻有医术。林乾良收藏有陆维钊为柯重威肋膜炎拟的处方，介绍说："谁知，他老人家还精研医理，能为人治病。其实，他的亲笔处方世间仅此一件，历来所出书画册，均从寒舍借去制版。"字里行间洋溢着欣喜之情。

对医家而言，书写处方只是整个医疗过程中不太重要的一环，但处方书写，确实反映了一种态度，书法水平高低，也在一定程度影响医生的形象。如前引《吴医汇讲》所论，处方工整、清晰足矣，并不特别要求艺术性，而林乾良先生是浙江中医药大学教授，又是西泠印社社员，兼有医师和艺术家双重身份，他的处方选择上显然兼顾书法艺术。尽管如此，如果将全书处方按年代排比，书法水平每况愈下，一些拥有"国医大师"头衔的人物，字迹实在不敢恭维。《汉书·艺文志》中有一句话，"论病以及国，原诊以知政"，透过处方书法审视中医现状，由兹而观察中国文化，可以感叹者良多。